Anne Carolin Medam

„Die chronischen Krankheiten" – Hahnemanns Lehre aus Perspektive der Medizintheorie des 21. Jahrhunderts

W0317414

edition forschung
Herausgegeben von der Karl und Veronica Carstens-Stiftung

„Die chronischen Krankheiten"

Hahnemanns Lehre aus Perspektive der Medizintheorie des 21. Jahrhunderts

Anne Carolin Medam

2., bearbeitete Auflage

KVC | VERLAG

KVC Verlag
Karl und Veronica Carstens-Stiftung
Am Deimelsberg 36, 45276 Essen
Tel.: (0201) 56305 0
Fax: (0201) 56305 30
www.kvc-verlag.de

Medam, Anne Carolin
„Die chronischen Krankheiten" – Hahnemanns Lehre aus Perspektive der Medizintheorie des 21. Jahrhunderts

edition forschung
Herausgegeben von der Karl und Veronica Carstens-Stiftung

ISBN 978-3-86864-019-9

© KVC Verlag – Karl und Veronica Carstens-Stiftung, Essen 2007,
2., bearbeitete Auflage 2012

Dissertation (Fachbereich Medizin der Universität Witten/Herdecke, 2006) und 1. Auflage erschienen unter dem Mädchennamen der Verfasserin:
Ulrich, Anne Carolin

Alle Rechte, insbesondere die der Übersetzung in andere Sprachen, vorbehalten. Kein Teil dieses Buches darf ohne schriftliche Genehmigung des Verlages in irgendeiner Form – durch Photokopie, Mikroverfilmung oder irgendein anderes Verfahren – reproduziert oder in eine von Maschinen, insbesondere Datenverarbeitungsmaschinen, verwendbare Sprache übertragen oder übersetzt werden.

Umschlaggestaltung: eye-d Designbüro, Essen
Druck: Union Betriebs-GmbH, Rheinbach

Vorwort zur ersten Auflage

Mit Beginn einer homöopathischen Behandlung erlebte ich 1994 die Heilung meines bis dahin chronischen Heuschnupfens, welcher zuvor verschiedenen schulmedizinischen Therapieversuchen[I] standgehalten hatte. Dadurch wurde meine Neugierde für die klassische Homöopathie geweckt. Ein stetig wachsendes Interesse für diese Heilkunst führte mich schließlich zu dem Wunsch, Ärztin zu werden, und ich begann 1997 mit dem Studium der Humanmedizin. Während des Studiums reifte die Idee in mir heran, meine Dissertation dazu zu nutzen, einmal mit einem wissenschaftlichen Anspruch an die Homöopathie heranzutreten. Da ich in meinem Studium immer wieder erleben musste, dass das Verhältnis zwischen Schul- und Komplementärmedizinern häufig von gegenseitigem Misstrauen, Abgrenzung und teils auch Ablehnung geprägt war, ohne dass zuvor eine Auseinandersetzung mit dem medizinischen Konzept des Gegenübers stattgefunden hatte, wuchs in mir der Wunsch, einen Beitrag dazu zu leisten, die bisher oft unsachlichen Konflikte zwischen Schul- und Komplementärmedizin in einen rationalen Diskurs zu überführen.

Es ist mir mit dieser Arbeit ein Anliegen, das medizintheoretische Gesamtkonzept Samuel Hahnemanns zu Entstehung und Behandlung chronischer Krankheiten über eine wissenschaftliche Analyse und einen Vergleich mit führenden medizintheoretischen Modellen des 20. und 21. Jahrhunderts transparenter werden zu lassen und damit den rationalen Diskurs zwischen Vertretern von Schul- und Komplementärmedizin zu fördern.

[I] Als Schulmedizin werden in dieser Arbeit die dem heutigen Lehrgebäude der Humanmedizin entsprechenden Denkweisen und Verfahren bezeichnet, die an den Universitäten erforscht, verwendet und gelehrt werden.

Vorwort zur zweiten Auflage

Während meiner Zeit als Assistenzärztin in der onkologischen Rehabilitation der Klinik für Tumorbiologie, meiner Elternzeit mit meinen Kindern zuhause und seit Herbst 2010 als homöopathisch arbeitende Ärztin in der Hahnemann Tagesklinik Tübingen habe ich meinen Blick auf die chronischen Krankheiten durch manch praktische Erfahrung erweitern dürfen.

In der Arbeit mit vielen Krebspatientinnen und -patienten zeigt sich immer wieder, dass sie sich unter der leitliniengerechten Therapie (OP, Bestrahlung, Chemotherapie, etc.) zwar nach „Standard" behandelt fühlen, aber ihre individuelle Krankheitsbiographie dabei unberücksichtigt sehen.

Im diagnostisch-therapeutischen Prozess sind wesentliche Beziehungsebenen (bio-psycho-sozial-semiotisch) oft vernachlässigt, und die individuelle Bedeutung der Krankheit und deren Integration in die Biographie bleiben eine Herausforderung für den Patienten und die Behandelnden. Dies gilt in vielen Fällen chronischer Erkrankung.

An meinen beiden bisherigen Arbeitsstellen durfte ich kennenlernen, wie bereichernd ein therapeutisches Team für das Erkennen einer solchen Bedeutungsebene für den Patienten ist. Dasselbe gilt für die Herausarbeitung von pathogenen Mustern, die es zu verändern gilt und von salutogenen Ressourcen. Zusammengenommen kann dies zu einem veränderten Kohärenzerleben des Patienten führen, sei es über Achtsamkeits- und Körperarbeit, Bewegungs- und Kunsttherapie, biographische Arbeit, Ernährungsberatung oder Seelsorge. Das veränderte Kohärenzgefühl, d. h. das Vertrauen, dass die Situation mit der chronischen Krankheit verstehbar, handhabbar und bedeutsam für das Individuum erlebt werden kann, wirkt ebenfalls als gesundheitsfördernde Ressource den Chronifizierungsprozessen entgegen (vgl. Kapitel 5.4 „Das Konzept der Salutogenese").

Hahnemanns Forderungen zur Behandlung chronischer Krankheiten (zu Diät und Lebensweise) erweitern sich für mich durch die Forderungen aktuellerer Medizintheoretiker von Antonovsky bis Uexküll. Insgesamt erlebe ich diese Thematik im Arbeitsalltag mit chronisch kranken Patienten als hochbrisant. An uns Ärzte, ob schulmedizinisch oder homöopathisch praktizierend, sehe ich die Aufgabe gestellt, die Forderungen nach der Integration der verschiedenen oben genannten Beziehungsebenen ernst zu nehmen und sie in unsere Arbeit mit chronisch kranken Patienten neben der medikamentösen Therapie einzubeziehen. Eine Studie von Temel[II] zeigt, dass die frühe und systematische Integration palliativmedizinischer Maßnahmen in die Versorgung von Patienten mit metastasiertem nicht-kleinzelligen Bronchialkarzinom (NSCLC) deren Lebensqualität fördert und die Überlebenszeit verlängert, obwohl gegen Ende des Lebens weniger aggressiv behandelt wurde als in der Vergleichsgruppe unter rein onkologischer Standardtherapie.

Leider fehlt für eine auf alle Beziehungsebenen ausgerichtete Arbeit mit dem Patienten bislang die finanzielle Würdigung seitens der Krankenkassen, obwohl sich nach meiner Beobachtung im Alltag deutlich zeigt, dass hierdurch je nach Krankheitsbild die Lebensqualität verbessert oder Chronifizierungsprozesse aufgehalten, wenn nicht sogar aufgelöst werden können.

Neben dem Schauen auf die individuelle Krankheitsgeschichte sehe ich in meiner praktischen Arbeit jedoch auch Hahnemanns Bestreben gerechtfertigt, neben dem individuellen Blick auch einen mehr schematischen und kausalen Blickwinkel auf jeden Patientenfall zu fordern. Eruieren wir in jedem Krankheitsfall gewissenhaft die Eigen- und Familienanamnese des Patienten im Bezug auf erworbene und ererbte Krankheiten und Krankheitsdispositionen sowie bedeutende biographische Erfahrungen, so wird deutlich, wie viel Einfluss Erfahrungen und erworbene Krankheiten des Patienten oder seiner Vorfahren auf die Entstehung und den Verlauf chronischer Krankheiten haben. Dies lässt sich auch aus wissenschaftlicher Sicht über die wachsende Epigenetikforschung zunehmend bestätigen.[III]

Da der Miasmenbegriff innerhalb der Homöopathie bis heute mehrfach bedeutungsbelegt ist und keine einheitliche Definition stattgefunden hat, kann er aus wissenschaftlicher Sicht bislang leider nicht ernst genommen werden. Die dahinterliegende Theorie der erworbenen und genetisch oder epigenetisch weitergegebenen Krankheitsursache ist heute jedoch

[II] Temel JS et al.: Early palliative care for patients with metastatic non-small-cell lung cancer. N Engl J Med. 2010; 363: 733–742

[III] siehe z. B. Kegel, Bernhard: Epigenetik. Wie Erfahrungen vererbt werden können. DuMont, Köln, 2009

weiterhin höchst interessant. Kann der Beginn einer chronischen Krankheit auf den Zeitpunkt einer Infektionskrankheit zurückgeführt werden (wie beispielsweise ein kindliches Rheuma auf wiederholte Scharlachinfektionen, die sich von Beginn an mit Gelenkschwellungen äußerten), so ist davon auszugehen, dass die akute Erkrankung nie wirklich ausgeheilt ist, sondern unterhaltende Ursache für die chronische Erkrankung bleibt. An dieser Stelle muss die homöopathische Arznei, welche diesen Krankheitszustand heilen kann, Bezug zum Krankheitsgeschehen des Scharlach haben, das heißt, sie muss mit ihrem Wirkungsbereich die Symptome der Scharlachfolgen decken.

Hier wird der schematische, kausal orientierte Blickwinkel, den Hahnemann seit 1801 mit seiner Suche nach den festständigen Krankheiten beschrieb, ebenso bedeutend wie die individuelle Symptomatik des Patienten (siehe Kapitel 4.8).

Ob für die Auswahl der Arznei die Einteilung von verschiedenen homöopathischen Schulen in unterschiedlich definierte „miasmatische Schubladen" hilfreich sein kann, bleibt für mich eine offene Frage. Um ernsthaft einen wissenschaftlichen Diskurs führen zu können, müsste man die Begriffe der „Miasmen" schulübergreifend einheitlich definieren oder die Begriffe ganz verlassen und an deren Stelle klar definierte Entitäten setzen.

Auf eine weiterführende Diskussion bin ich gespannt und beteilige mich gerne.

Da in der ersten Auflage der vorliegenden Arbeit die Folgen äußerlicher Vertreibung der Feigwarzen versehentlich fehlen, möchte ich an dieser Stelle Hahnemanns Vorstellung des Entstehens von „Sekundären Uebeln" der „Sykosis" nachtragen (siehe Kapitel 3.4 und 4.4):[IV]

Wenn der Feigwarzenkrankheit das „für das innere Leiden vikarirende Lokal-Symptom" durch äußere Behandlung „geraubt" wurde, erwartete Hahnemann, dass die Erkrankung auf andere Weise in „sekundären Uebeln zum Vorscheine kommt", weil das „den ganzen Organism beherrschende Feigwarzen-Miasm" für ihn nicht „im Geringsten vermindert ward".

[IV] Alle Zitate dieses Nachtrags finden Sie unter CK, S. 105.

Er beschrieb diese sekundären Übel als der ursprünglichen Krankheit „ähnliche Auswüchse an andern Stellen des Körpers":

> Entweder weißliche, schwammige, empfindliche, platte Erhöhungen in der Mundhöhle, auf der Zunge, dem Gaumen, den Lippen, oder als große, erhabene, braune, trockne Knollen in den Achselgruben, am äußeren Halse, auf dem Haarkopfe u.s.w. hervor, oder es entstehen andere Leiden des Körpers, von denen ich bloß die Verkürzung der Flechsen der Beugemuskeln, namentlich Finger nennen will.

Zu den „sekundären Uebeln" nach Vertreiben der Feigwarzen rechnete er somit Auswüchse an anderen Stellen des Körpers sowie Sehnenverkürzungen wie beispielsweise die Dupuytren-Kontraktur. Seine Formulierung lässt erwarten, dass er weitere Symptome zu den sekundären Erscheinungen der „Sykosis" zuordnete, welche an dieser Stelle ungenannt bleiben.

Februar 2012 Dr. Anne Medam

Inhalt

1. Einleitung

1.1 Einführung

Die Entwicklung unserer heutigen Lebensbedingungen mit den dadurch hervorgerufenen Erkrankungsrisiken und Gründen, einen Arzt aufzusuchen, haben sich dahingehend verändert, dass chronische Erkrankungen die Arbeit im Gesundheitswesen prägen. Unser Gesundheitssystem steht vor der Tatsache, dass viele Patienten mit chronischen Erkrankungen komplementärmedizinische Therapieverfahren in Anspruch nehmen. Dies schließt auch die Homöopathie ein. Eine prospektive, multizentrische Beobachtungsstudie der Charité Berlin[1] evaluierte erstmals das Diagnose- und Therapiespektrum der klassischen Homöopathie. Sie wies nach, dass fast alle homöopathisch behandelten Patienten chronisch krank sind und eine komplementäre Behandlung zur konventionellen Gesundheitsversorgung suchen. Die Studie zeigte, dass sich bestehende Beschwerden aus Sicht der Ärzte und Patienten über den 24-monatigen Beobachtungszeitraum deutlich reduzierten. Es ließ sich ein Anstieg der Lebensqualität bei gleichzeitiger Reduktion der Einnahme konventioneller Medikamente beobachten. Diese Ergebnisse sprechen aus Sicht des Patienten für eine Inanspruchnahme der klassischen Homöopathie bei Bestehen einer chronischen Erkrankung. Dass ein Nebeneinander von Schulmedizin und Homöopathie nicht nur im ambulanten Bereich, sondern ebenso an einer Universitätsklinik möglich ist und auch nach mehrjähriger Erprobung[2] weiterhin gewünscht wird, zeigen die Resultate des Projektes „Homöopathie in der Pädiatrie" am Dr. von Haunerschen Kinderspital der Ludwig-Maximilians-Universität München.[3]

Die Integration verschiedener medizinischer Konzepte erfordert jedoch zunächst einen Dialog zwischen sich bislang fremden Kooperationspartnern. Es wird eine intersubjektive Vermittelbarkeit des jeweils fremden Medizinkonzepts vorausgesetzt, damit ein Dialog zwischen Schulmedizin

---

1 Becker-Witt C, Lüdtke R, Weber K, Willich SN 2003

2 Das Modellprojekt wird seit 1995 durchgeführt.

3 Kerckhoff A, Albrecht H 2003, S. 118

und Homöopathie möglich werden kann. Ein Medizinkonzept der Homöopathie zu Entstehung und Behandlung chronischer Krankheiten ist in schulmedizinischen Kreisen jedoch unbekannt. Dies mag auch daran liegen, dass innerhalb der Homöopathie kein einheitliches Konzept vorliegt.

Samuel Hahnemann, Begründer der Homöopathie[4], veröffentlichte 1828 sein Werk *Die chronischen Krankheiten*. Zentraler Bestandteil dieses Werkes ist die darin neu entworfene „Miasmenlehre", mit der Hahnemann die Ursachen aller chronischen Erkrankungen meinte erklären zu können und deren Beachtung er zur Behandlung eben dieser für unerlässlich hielt. Die Miasmenlehre ist seit ihrer Veröffentlichung umstritten. Bereits zu Hahnemanns Lebzeiten wurde das Werk von einem Teil seiner Schüler hoch geschätzt, von einem anderen großen Teil stark kritisiert und von einem dritten Teil in neue Richtungen weiterentwickelt. Bis heute hält sich diese Dreiteilung aufrecht. Wischner kommt im Jahr 2000 zu dem Schluss, dass Hahnemann sein Konzept der Krankheitslehre in eine Sackgasse steuerte.[5]

Die unterschiedlichen Neuinterpretationen der Miasmenlehre haben dazu geführt, dass innerhalb der Homöopathie verschiedene Bedeutungen für den Terminus „Miasma" existieren. Weißhuhn beschreibt das „Miasma" daher als „schwarzes Loch" der Homöopathie.[6] Aufgrund ihrer Umstrittenheit ist die Miasmenlehre Hahnemanns von der homöopathischen Ärzteschaft als allgemein anerkannte Klassifikation der Homöopathie bis heute nicht akzeptiert worden.

Um einen Dialog mit Vertretern der Schulmedizin beginnen zu können, benötigt es jedoch ein intersubjektiv vermittelbares Konzept zum Umgang mit chronischen Krankheiten innerhalb der Homöopathie. Es entsteht die Frage, ob dieses Konzept bereits über die vier Grundprinzipien der Homöopathie (Verwendung von Einzelmitteln, Ähnlichkeitsregel, Arzneimittelprüfung am Gesunden, Potenzierung)[7] ausreichend erklärt wird. Da Hahnemanns medizintheoretisches Gesamtkonzept zu Entstehung und

---

[4] s. Kapitel 2.2 „Samuel Hahnemann, Begründer der Homöopathie – Leben und Werk"

[5] Wischner M 2000, S. 344

[6] Weißhuhn T 1997

[7] s. Kapitel 2.3 „Homöopathie – Was ist das?"

Behandlung chronischer Erkrankungen, welches er in seinem Werk *Die chronischen Krankheiten* und im *Organon der Heilkunst* darstellt, weit über diese vier Grundpfeiler sowie auch über die umstrittene Miasmenlehre hinaus geht, sollte zuvor die Frage geklärt werden, ob sein Konzept heute noch eine Berechtigung hat und falls ja, inwiefern es die Grundlage für ein aktuelles, innerhomöopathisch gültiges Konzept zur Behandlung chronischer Krankheiten bilden kann. Das Konzept Hahnemanns, welches neben Anweisungen zur homöopathischen Arzneitherapie und Erklärungsversuchen zur Ätiologie chronischer Krankheiten auch die Bereiche Ernährung, Lebensgewohnheiten und psychosoziales Umfeld in die Therapie mit einbezieht, wurde innerhalb der Homöopathie bislang wenig diskutiert. Die bisherigen Arbeiten über das Werk *Die chronischen Krankheiten* fokussieren stark auf die Miasmentheorie. Aufgrund sich andeutender Parallelen von Hahnemanns Konzept mit modernen Medizintheorien wie beispielsweise dem „bio-psycho-sozialen Modell" von Engel[8] und dessen Weiterentwicklung durch Uexküll[9] und andere Autoren, erscheint ein Vergleich mit heutigen Medizintheorien sinnvoll. Eine wissenschaftliche Analyse von Hahnemanns Gesamtkonzept vor dem Hintergrund seiner Zeit und ein anschließender Vergleich mit modernen Medizintheorien zur Diskussion der Frage, ob Hahnemanns Theorie heute noch eine Berechtigung hat, liegt bisher nicht vor.

1.2 Aufgabenstellung

Das Ziel dieser Arbeit ist eine Analyse des Gesamtkonzeptes Hahnemanns zu Entstehung und Behandlung chronischer Erkrankungen und ein Vergleich seines Konzeptes mit führenden medizintheoretischen Modellen des 20. und 21. Jahrhunderts. Die zentrale Forschungsfrage dabei lautete: Hat Hahnemanns Theorie zu Entstehung und Behandlung chronischer Erkrankungen im Vergleich mit führenden medizintheoretischen Modellen des 20. und 21. Jahrhunderts heute noch eine Berechtigung?

---

[8] Engel G L 1977

[9] Uexküll T v, Wesiak W 1998

Die Intention der Analyse von Hahnemanns Hypothesen bestand darin, eine klare Definition von Hahnemanns Nomenklatur zu erreichen, welche den wissenschaftlichen Vergleich mit anderen Medizintheorien überhaupt erst ermöglichte.

Auf eine Darstellung der mannigfaltigen Weiterentwicklungen von Hahnemanns Miasmenlehre innerhalb der Homöopathie wurde verzichtet. Da diese Arbeit auf das theoretische Konzept Hahnemanns ausgerichtet ist, wurden die praktischen Anweisungen Hahnemanns im Analyseteil nur in solchen Fällen näher erläutert, wenn sie für das theoretische Konzept von Bedeutung sind.

Im Folgenden soll weder die Gültigkeit der Homöopathie bewiesen, noch die Frage nach der Wirksamkeit von Homöopathie diskutiert werden. Zur Frage der Wirksamkeit sei auf die Arbeiten von Linde, Kleijnen, Clausius, Walach, Witt u. a. verwiesen.[10]

Angelehnt an die 9. Novelle der Approbationsordnung für Ärzte von 2005, welche die Homöopathie in die universitäre Lehre mit einbezieht, sowie an das langfristige Ziel der Karl und Veronica Carstens-Stiftung, die Homöopathie an Universitäten zu etablieren, soll dieses Werk einen Beitrag dazu leisten, eine wissenschaftliche Diskussion zwischen Vertretern von Schulmedizin und Homöopathie über Hahnemanns Medizintheorie zur Entstehung und Behandlung von chronischen Erkrankungen zu ermöglichen.

1.3 Quellen

Die für diese Untersuchung maßgebende Quelle lieferte der erste Band von Hahnemanns Werk *Die chronischen Krankheiten* in der zweiten und letzten Auflage von 1835 bis 1839. Andere wichtige Quellen waren Hahnemanns

---

[10] Linde K 1997; Kleijnen J 1991; Clausius N 1998; Walach H 1996, 1997; Witt C 1997; Albrecht H 1999; Vandenbroucke JP 1997; Langman MJS 1997; Dean M 1998; Reilly D 1994; Jacobs J 1994; Reimers G 1997; Ernst-Hieber E 1995; Kruse S 1998; Nusche M 1998; Righetti M 1996; Endler PC 1994, 1997; Resch G 1994; Weingärtner O 1992; Steinsbekk A 1999

weitere Schriften[11], von besonderem Interesse hiervon die sechste und letzte Auflage des *Organon der Heilkunst*[12]. Ein Vergleich der Organonauflagen vor und nach dem Erscheinen des Werks *Die chronischen Krankheiten* gab Hinweise auf Neuerungen in Hahnemanns Werk *Die chronischen Krankheiten*. Hahnemanns weitere Schriften[13] wurden vergleichend zur Einordnung in sein Gesamtwerk hinzugezogen. Zur Eingliederung Hahnemanns in seine Zeit dienten Literatur der allgemeinen Medizingeschichte, grundlegende Werke der Homöopathiegeschichte[14], homöopathische Zeitschriften, Lexika und Nachschlagewerke. Die wichtigste Sekundärliteratur lieferten die Zeitschriften *Allgemeine Homöopathische Zeitung*, *Zeitschrift für Klassische Homöopathie* und *British Homoeopathic Journal*, sowie bisherige Dissertationen, die das Früh- und Spätwerk Hahnemanns betreffen.

Für den Überblick über die medizintheoretischen Modelle des 20. und 21. Jahrhunderts wurden sowohl medizintheoretische Übersichtsarbeiten, als auch Primär- und Sekundärliteratur zu spezifischen Modellen herangezogen.

Die Quellen und Sekundärliteratur stammen aus den Bibliotheken der Karl und Veronica Carstens-Stiftung, des Instituts für Geschichte der Medizin der Robert Bosch Stiftung, des Glasgow Homeopathic Hospital und verschiedener Universitäten.

1.4 Methoden

Das methodische Vorgehen gliedert sich in fünf Abschnitte. Der erste dient der Vermittlung eines grundlegenden Verständnisses der Medizin des 18. und 19. Jahrhunderts, des Lebens und Werkes Samuel Hahnemanns, der Homöopathie und des Begriffes „Miasma" und seiner historischen Genese

11 s. Literaturverzeichnis 8.1 „Bücher und Aufsätze von Samuel Hahnemann"

12 Verwendet wird die Neuausgabe von Schmidt JM 1999 auf der Grundlage der 1992 vom Herausgeber bearbeiteten textkritischen Ausgabe des Manuskriptes Hahnemanns von 1842.

13 *Gesammelte kleine Schriften* (KMS), *Reine Arzneimittellehre* (RAL), Briefe und Krankenjournale

14 Tischner 1932/39; 1950

und Semantik. Der zweite Abschnitt ist darauf ausgerichtet, einen Überblick über Hahnemanns Werk *Die chronischen Krankheiten* zu geben. Er enthält eine Zusammenfassung des ersten, die Theorie enthaltenden Bandes von Hahnemanns Werk *Die chronischen Krankheiten* in gekürzter Form und moderner Sprache. Diese Zusammenfassung orientiert sich in ihrem inhaltlichen Aufbau eng am Original Hahnemanns. Der hieran anschließende dritte Abschnitt beinhaltet die Analyse von Hahnemanns Hypothesen zu Entstehung und Behandlung chronischer Erkrankungen vor dem Hintergrund seiner Zeit und seines Gesamtwerkes. Ziel dieses Kapitels ist, neben der Definition von Hahnemanns Nomenklatur, die Herausarbeitung seines Modells zu Entstehung und Behandlung chronischer Krankheiten.

Der nachfolgende vierte Abschnitt widmet sich der komprimierten Darstellung einer Auswahl führender Medizintheorien des 20. und 21. Jahrhunderts mit dem Ziel der Skizzierung eines „Gesamtbildes" der gegenwärtig aktuellen Medizintheorien. Anschließend erfolgt im fünften Abschnitt der Vergleich von Hahnemann Konzept mit medizintheoretischen Modellen des 20. und 21. Jahrhunderts und die Diskussion der Forschungsfrage, ob Hahnemanns Konzept zu Entstehung und Behandlung chronischer Erkrankungen im Vergleich mit führenden Medizintheorien des 20. und 21. Jahrhunderts heute noch eine Berechtigung hat.

1.5 Abkürzungsverzeichnis

Abkürzungen homöopathischer Zeitschriften, soweit möglich nach: *Bibliotheca Homoeopathica* Vol. 1; hrsg. v. Baur J, Gypser KH, Keller G, Thomas PW. Gouda, 1984

AHZ	*Allgemeine Homöopathische Zeitung*
BHJ	*British Homoeopathic Journal*
CK	Hahnemann, Samuel: *Die chronischen Krankheiten*[15]
DHM	*Deutsche Homöopathische Monatsschrift*

[15] Soweit nicht anders angegeben, steht die Abkürzung CK für: Hahnemann S. *Die chronischen Krankheiten*: ihre eigentümliche Natur und homöopathischer Heilung. 1. Band der 2. Aufl. von 1835. Haug, Heidelberg, 1995.

Doc hom	*Documenta homoeopathica*
HufJ	*Journal der practischen Arzneykunst und Wundarzneykunst,* hrsg. von C. W. Hufeland. Jena, in der academischen Buchhandlung. [Bd.1–7]
	Journal der practischen Heilkunde, von C. W. Hufeland. Berlin
KMS	Hahnemann, Samuel: *Kleine medizinische Schriften*[16]
ORG	Hahnemann, Samuel: *Organon der Heilkunst*[17]
ZKH	*Zeitschrift für Klassische Homöopathie*

1.6 Forschungsstand zur Homöopathie

Aus Sicht der medizinischen Forschung nimmt die universitäre Forschung zur Homöopathie nur einen sehr kleinen Randbereich ein. Zum Thema Homöopathie entstanden im deutschsprachigen Raum bis heute 245 Dissertationen, davon ca. 90 Literaturarbeiten.[18] Momentan sind an verschiedenen Universitäten in Deutschland Dissertationen zur Homöopathiegeschichte, sowie zur klinischen und experimentellen Forschung in Arbeit.

Mit der Gründung des Instituts für Geschichte der Medizin der Robert Bosch Stiftung 1980 in Stuttgart und der Gründung der Karl und Veronica Carstens-Stiftung 1981 in Essen haben sich die Forschungsmöglichkeiten im Bereich der Homöopathie aufgrund zweier großer Sammlungen von alten Quellen, Sekundärliteratur und weltweiter Grundlagenforschung sowie der inhaltlichen und finanziellen Förderung von Doktoranden verbessert.[19] Auch die Gründung des Zentrums für Komplementärmedizin der Universität Witten/Herdecke und die dortige Vergabe von Dissertationen im Bereich der

[16] Verwendet wurde die Ausgabe: Hahnemann S. *Gesammelte kleine Schriften.* Hrsg. von Schmidt JM, Kaiser D. Haug, Heidelberg, 2001.

[17] Zu den Abkürzungen der verschiedenen Organonauflagen s. Literaturverzeichnis.

[18] Dissertationsdatenbank des Unterkomitees Dokumentation des ECH (European Committee for Homeopathy)

[19] Institut für Geschichte der Medizin der Robert Bosch Stiftung: „Kurzinformation"; Flugblatt Carstens-Stiftung

Entwicklung einer eigenständigen klinischen Forschung der Komplementärmedizin bahnt den Weg für neue Forschungsrichtungen der Homöopathie im Bereich der Praxisdokumentation und der klinischen Forschung.

Einen guten Einstieg in das Gebiet wissenschaftlicher Forschungsprojekte zur Homöopathie geben die Artikel von Albrecht H (1996/1999). Gute Übersichtsarbeiten zu Klinischen Studien bieten die Metaanalysen von Linde et al (1997), Kleijnen (1991) und Clausius (1998). Im Bereich der Grundlagenforschung hat sich die Carstens-Stiftung in den nächsten Jahren zur Aufgabe gemacht, die zahlreichen Experimente, welche bisher weltweit durchgeführt worden sind, systematisch zu ordnen und auszuwerten. Es ist zu erwarten, dass diese Arbeit richtungsweisend für die weitere Grundlagenforschung sein wird.

Zudem wächst in den letzten Jahren das Forschungsgebiet der Evaluation und Praxisdokumentation auch in der Homöopathie weiter an. Einen guten Überblick über dieses Forschungsfeld verschafft Steinsbekk (1999).

1.7 Forschungsstand zur Theorie – *Die chronischen Krankheiten*

Seit Hahnemann sein Werk *Die chronischen Krankheiten* 1828 erstmalig veröffentlichte, wird seine darin entworfene „Miasmenlehre" in homöopathischen Fachzeitschriften und Grundlagenwerken diskutiert. Im Disput über das Werk *Die chronischen Krankheiten* war der Blickwinkel bislang fast ausschließlich auf die Miasmenlehre ausgerichtet. Zu den Autoren, welche Hahnemanns Miasmenlehre in den letzten 50 Jahren grundlegend untersuchten, zählen Campbell, Gnaiger, Klunker, Künzli, Laborde, Risch, Schmidt, Stübler, Wegener und Wischner.[20] Buchmann veröffentlichte eine Zusammenfassung von Hahnemanns Werk *Die chronischen Krankheiten* in

[20] Campell A 1982, 1984; Gnaiger J 1986, 1987, 1988; Klunker W 1983, 1988, 1990, 1998; Künzli v Fimelsberg J 1962, 1963, 1964; Laborde Y, Risch G 1998; Schmidt P 1964, 1968; Stübler M 1982, 1986; Wegener A 2000, 2001; Wischner M 2000

moderner Sprache,[21] jedoch ohne eine historische Einordnung des Werkes vorzunehmen. Darüber hinaus existieren zahlreiche Veröffentlichungen, in denen Hahnemanns Miasmenlehre uminterpretiert und weiterentwickelt wurde, beispielsweise von Allen, Kent, Masi-Elizalde, Ortega und Sankaran.[22] Auch viele der heutigen Versuche die Miasmenlehre zu erklären, wie beispielsweise von Fischer oder Gienow[23], basieren vielmehr auf den Hypothesen Ortegas, als auf denen Hahnemanns.

Einen Überblick über Hahnemanns Gesamtkonzept zur Behandlung chronischer Krankheiten gibt Bandelin[24]. Wissenschaftliche Analysen, welche ihre Perspektive auf des Gesamtkonzept Hahnemanns zu Entstehung und Behandlung chronischer Krankheiten richten und die Teilbereiche Ernährung, Lebensführung, psychosoziales Umfeld, Konstitution, Vererbung und Arzt-Patienten-Verhältnis miteinbeziehen, sind bisher nicht bekannt. Wischners Dissertation über die Konzeption der Homöopathie in Hahnemanns Spätwerk[25] berücksichtigt die zuvor genannten Teilbereiche, fokussiert dabei jedoch auf die Entwicklung von Hahnemanns Homöopathiekonzept zwischen 1824 und 1842, nicht auf ein Gesamtkonzept zur Entstehung und Behandlung von chronischen Krankheiten.

---

21 Buchmann W 2000

22 vgl. Weißhuhn 1996. Quellen: Allen JH 1987, 1989, 1990; Kent JT 1973; Ortega PS 1998; Sankaran P 1968, 1994

23 Fischer U 1993; Gienow P 2000, 2003

24 Bandelin K 2002

25 Wischner M 2000

2. Grundlagen der Medizinhistorik und Homöopathie

2.1 Das 18. und 19. Jahrhundert – Medizin im Umbruch

Die Medizin zu Hahnemanns Lebzeiten (1755–1843) war von einer bunten Vielfalt des medizinischen Marktes bestimmt.[26] Auf dem Land wie in den Städten arbeiteten eine große Anzahl von Laienheilkundigen neben einer weitaus geringeren Zahl an approbierten Heilern (Wundärzten, Apothekern, Hebammen) und akademischen Ärzten.[27] Die akademischen Ärzte waren beinahe ausschließlich männlichen Geschlechts. Einzig Dorothea von Erxleben gelang es, 1754 als erste Frau in Deutschland zu promovieren und universitär anerkannte Medizin zu betreiben. Sie blieb für über 100 Jahre die einzige promovierte Ärztin.[28]

Um 1800 verflossen die Übergänge zwischen der „Laienmedizin" und der „universitären Medizin" noch ineinander,[29] und der Ruf des Heilkundigen, nicht seine Approbation, bestimmte meist die Wahl eines medizinischen Therapeuten.[30] Nach wie vor bestand die universitäre Ausbildung der Ärzte größtenteils aus theoretischem Unterricht. „Nur wenige Universitaten verfügten über kleine, manchmal auch zu Lehrzwecken genutzte Spitäler",[31] und die Hospitäler waren vorwiegend Versorgungsanstalten für pflegebedürftige, alte Menschen.[32]

Das medizinische Wissen über Ätiologie und Therapie bestand aus einer Vielzahl sich widersprechenden Theorien und basierte zum Großteil

---

[26] vgl. Jütte R 1996 (Medizin, Krankheit und Gesundheit um 1800), S. 17

[27] vgl. Jütte R 1996, S. 17; Stolberg M 1986, S. 126ff; Loetz F 1993, S. 170ff

[28] Kraetke-Rumpf E 2002

[29] vgl. Jütte R 1996, S. 17; Loetz F 1993, S. 112ff; Stolberg M 1986, S.87ff

[30] vgl. Jütte R 1996, S. 18

[31] Wiesemann C 1996, S. 30

[32] vgl. Jütte 1996, S. 14

weiterhin auf dem Erklärungsmodell der Humoralpathologie[33] des griechischen Arztes Galenos (2. Jh. n. Chr.)[34], weshalb sich die vorherrschende Therapie bis zur Mitte des 19. Jahrhunderts auf das therapeutische Standardrepertoire aus Aderlässen, Klistieren, traditioneller Diätetik, sowie Brech- und Abführmitteln eingrenzte.[35] Der Erkenntnisgewinn am Krankenbett beschränkte sich auf wenige diagnostische Verfahren: Eine ausführliche Anamnese, Pulsmessung mit Hilfe einer „Sekundenuhr", Betrachtung des Urins mit bloßem Auge und Fiebermessung per Handauflegen gehörten damals zur gängigen Untersuchung. Das Fieberthermometer, die Perkussion[36] und das Stethoskop[37] waren zur Untersuchung noch nicht sehr verbreitet, und so konnten nur Spekulationen die inneren Ursachen der Krankheiten zu erklären suchen.

Erst langsam begann die Medizin sich unter dem philosophischen Einfluss von Locke, Hume und Kant an einer empirisch ausgerichteten Beweisführung zu orientieren.[38]

Der Italiener G. B. Morgagni (1682–1771) hatte mit seinen anatomischen Studien der Pathologie in Europa ein neues Ansehen verschafft und erste Hoffnungen zu einem besseren Verständnis des Krankheitsgeschehens gegeben. In dieser Zeit des Übergangs zwischen den alten Konzepten der Humoralpathologie und den neuen der naturwissenschaftlichen Medizin führte ein Vakuum an allgemein anerkannten Theorien zum Entstehen von zahllosen Strömungen in der Medizin.[39] Nach dem zum Ende des 18. Jahrhunderts entstandenen Brownianismus[40], den Hahnemann im Be-

33 Ableitung aller Krankheiten aus fehlerhafter Zusammensetzung des Blutes und der Körpersäfte (Dyskrasie) sowie der Anhäufung von Schadstoffen, die ausgeglichen bzw. zur Ausscheidung gebracht werden müssen.

34 Weiterführende Literatur zu Galen s. Schlange-Schöningen H 2003.

35 vgl. Jütte R 1996, S. 21

36 Von Leopold Augenbrugger 1761 entwickelte Methode der Körperbeklopfung.

37 1819 von Hyacinthe Laennec erfunden.

38 vgl. Jütte R 1996, S. 19; Hess V 1993, S. 119ff

39 vgl. Wischner M 2000, S. 31; Rothschuh KE 1978, S. 336

40 Krankheitslehre des schottischen Arztes John Brown (1735–1788) mit Einteilung in „sthenische" (durch Reizüberflutung entstandene) und „asthenische" (durch Reizmangel entstandene) Krankheiten.

sonderen kritisierte, entwickelten sich Anfang des 19. Jahrhunderts unterschiedliche Schulen, welche die inneren Ursachen von Krankheit zu erklären versuchten. Die „Naturphilosophische Schule" (1800–1840) versuchte über theoretische Ableitungen eher spekulativ Erklärungen zu finden, wogegen die „Naturhistorische Schule" (ca. 1825–1845) kritisches Denken und empirisches Vorgehen förderte.

Doch trotz der vielen Erklärungsmodelle konnte die praktische Medizin keine großen Verbesserungen am Gesundheitszustand der Bevölkerung erzielen. Aufgrund der hohen Säuglingssterblichkeit lag die allgemeine Lebenserwartung bei 33 Jahren. Wer die Kinderkrankheiten überstand und das Erwachsenenalter (15 J.) erreichte, wurde im Durchschnitt 55 Jahre alt.[41] An der Spitze der zu behandelnden Krankheiten standen „Katarrhe", „Rheumatismen" und „Entzündungskrankheiten", und „Fieber" führte mit 20 Prozent die Rangliste der damals differenzierten Diagnosen an.[42] Die Krankheitsentstehung galt im Großen und Ganzen als selbstverschuldet, entweder wurde sie durch natürliche Gründe (wie Fehler in Diät und Lebensweise) oder durch übernatürliche Ursachen (Strafe der Götter und Dämonen) erklärt.[43]

Erst langsam begann der Staat, sich für das Wohlbefinden seiner Bürgerinnen und Bürger verantwortlich zu fühlen. Im Unterschied zu seinen Nachbarländern, in denen bereits seit Mitte des 19. Jahrhunderts eine Professionalisierung des Gesundheitswesens begonnen hatte, gestattete Deutschland seinen Heilern bis ins 20. Jahrhundert hinein die sogenannte „Kurierfreiheit" und überließ das Gedeihen der unterschiedlichen Therapieformen den Selbstregulierungskräften des medizinischen Marktes.[44]

---

41 vgl. Jütte R 1996, S. 14

42 vgl. Loetz F 1993, S. 127 und S. 341, Tab. 11

43 vgl. Stolberg M 1986, S. 88ff

44 vgl. Jütte R 1996, S. 24

2.2 Samuel Hahnemann, Begründer der Homöopathie – Leben und Werk

Christian Friedrich Samuel Hahnemann wurde am 10. April 1755 als Kind eines Porzellanmalers in Meißen/Sachsen geboren. Bedingt durch den Siebenjährigen Krieg (1756–1763) wuchs er in einer finanziell schwierigen Situation auf und allein seine herausragenden Leistungen ermöglichten ihm durch Erlassung der Schulgelder den regelmäßigen Besuch einer höheren Schule.[45] Mit 20 Jahren zog er 1775 zum Medizinstudium nach Leipzig und verdiente sich dort durch Privatunterricht in Deutsch und Französisch sowie durch Übersetzung wissenschaftlicher Texte seinen Lebensunterhalt. Doch die neuen Lehren Boerhaaves[46] zogen ihn bereits 1777 weiter nach Wien, wo Boerhaaves Schüler an der Universität lehrten. In Wien fand er Unterstützung durch Dr. Joseph von Quarin, der ihn zu seinen Privatpatienten mitnahm und ihm seine Studiengebühren erließ.[47] Hahnemann erlernte hier alles, was der medizinischen Praxis seiner Zeit entsprach, und arbeitete ab Sommer 1777 als Hausarzt eines wohlhabenden Politikers in Hermannstadt. Im Frühjahr 1779 brach er jedoch auf nach Erlangen, um an der neu gegründeten Universität am 10. August 1779 seine Dissertation abzuschließen. Es folgten weitere praktische Erfahrungen in Hettstedt und Dessau, wo er seine Frau Johanna Leopoldine Henriette Küchler kennen lernte, die er 1782 in Gommern heiratete.

Die Familie, später mit 11 Kindern, hatte jedoch schwierige Jahre vor sich, in denen sie zwanzigmal den Ort wechselte.[48] Hahnemann verdiente nicht nur als junger Arzt sehr wenig, sondern war zudem auch sehr enttäuscht über seine praktischen Erfahrungen mit üblichen Therapien. Er versuchte daher, um starke Medikamente zu vermeiden, mit den Selbstheilungskräften der Natur zu arbeiten und legte großen Wert auf Hygiene und Diäten, was ihm den Ruf eines Diätetikers einbrachte. Doch nach und

---

[45] Handley R 1993, S. 61

[46] Hermann Boerhaave aus Leiden gilt als der bedeutendste Kliniker des 18. Jhs (Handley R 1993, S. 63)

[47] Haehl R 1922, Bd. I, S. 13

[48] Handley R 1993, S. 66

nach zog er sich immer mehr aus der medizinischen Praxis zurück und widmete sich der chemischen Erforschung von Methoden der Arzneimittelzubereitung oder dem Übersetzen und Schreiben medizinischer Texte, in denen er seine Unzufriedenheit an der derzeitigen Medizin zum Ausdruck bringen sowie erste Ideen neuer therapeutischer Ansätze formulieren konnte. Durch seine zahlreichen Übersetzungen wissenschaftlicher Werke gewann Hahnemann ein beachtliches Wissen und große Anerkennung bei wissenschaftlichen Gesellschaften. Die Familie war weiterhin so arm, dass Hahnemann jeden Morgen die tägliche Brotration aufteilte, um jedem seinen Anteil zukommen zu lassen.[49]

1790 übersetzte Hahnemann, inzwischen 35 Jahre alt, William Cullens[50] *Treatise of the Materia Medica.* Im Unglauben daran, dass der Erfolg von Chinarinde bei der Behandlung von „Wechselfieber" (Malaria) der „stärkenden" Wirkung auf den Magen zuzuschreiben sei,[51] führte Hahnemann eine Selbsteinnahme mit Chinarinde durch, bei der er nach Einnahme von 4 „Quentchen" Rinde jedes Mal für jeweils 2–3 Stunden Symptome entwickelte, die ihn an die Symptome des „Wechselfiebers" erinnerten.[52] Nach dieser beobachteten Ähnlichkeit zwischen den durch Einnahme von Chinarinde produzierten Symptomen und den Malariasymptomen schrieb Hahnemann in einer Fußnote seiner Übersetzung von Cullens Werk, dass die Heilwirkung der Chinarinde bei Malaria nicht durch bittere und adstringierende Inhaltsstoffe erklärt werden könne, da es weitaus stärkere adstringierende Mittel gäbe, die noch lange nicht ein Wechselfieber zu heilen vermögen. Weiter erklärte er:

> Dies uns zur Erklärung ihrer Wirkung fehlende Principium der Rinde wird wohl so leicht nicht ausfindig gemacht werden. Man bedenke jedoch folgendes. Substanzen, welche eine Art Fieber erregen (sehr star-

[49] Handley R 1993, S. 70

[50] William Cullen war Professor der Universität Edinburgh und einer der führenden Theoretiker der damaligen Medizin. Er vertrat die „Tonus"-Theorie, nach der jede Krankheit durch ein Übermaß oder einen Mangel an „Tonus" im Muskel verursacht wurde.

[51] Cullen W 1790, S. 108–109

[52] Haehl R 1922, Bd. I, S. 43; Hahnemann S 1790, in KMS 2001, S. 100

ker Kaffee, Pfeffer, Wolferlei, Ignazbohne, Arsenik) löschen die Typen des Wechselfiebers aus.[53]

Bereits hier gab Hahnemann einen Hinweis auf eine mögliche Bedeutung des Ähnlichkeitsprinzips für die Therapie, welches er jedoch erst 1796 in seiner Schrift „Versuch über ein neues Prinzip zur Auffindung der Heilkräfte der Arzneisubstanzen, nebst einigen Blicken auf die bisherigen" in Hufelands *Journal der practischen Arzneykunde* als das Prinzip *Similia similibus curentur* veröffentlichte.[54]

Von nun an beschäftigte sich Hahnemann nahezu ausschließlich mit seinem neuen Heilprinzip und begann wieder zu praktizieren.[55] Die Jahre waren bestimmt von der Erforschung neuer Verfahren zur Herstellung von Arzneien sowie der Ergründung der Heilwirkung von Pflanzen. Letzteres geschah durch das Prüfen von Arzneien am Gesunden, wobei ihn seine Familie und seine Schüler unterstützten. 1805 publizierte er den Artikel „Heilkunde der Erfahrung", welcher die Leitsätze seiner neuen Theorie zusammenfasste. Der Artikel war die Vorstufe des *Organon der rationellen Heilkunde,* welches Hahnemann 1810 als umfassende Gesamtdarstellung der Homöopathie herausgab.

Hahnemann überarbeitete dieses Hauptwerk fünfmal bis zur 6. Auflage 1842.[56] Es gilt bis heute als Standardwerk für homöopathische Ärzte. Das Erscheinen des *Organon* richtete recht schnell viele Anfeindungen auf Hahnemann. Unbeachtet dieser ging Hahnemann 1811 zurück nach Leipzig, gab dort seine erste Arzneimittellehre[57] in Druck, habilitierte sich und bewarb sich dafür, Vorlesungen an der Universität geben zu können, was ihm von 1812 bis 1821 gestattet wurde. Doch der Widerstand gegen ihn nahm in dieser Zeit Jahr für Jahr zu. Die medizinische Fakultät Leipzig

---

53 Hahnemann S 1790, in KMS 2001, S. 100

54 Hahnemann S 1796, in KMS 2001, S. 212–250

55 Seit 1801 führte Hahnemann detaillierte Krankenjournale.

56 Ab der 2. Auflage von 1819 Umbenennung in *Organon der Heilkunst;* 1824: 3. Aufl.; 1829: 4. Aufl.; 1833: 5. Aufl.; 1842: Manuskript zur 6.Aufl. (erst 1921 von Haehl veröffentlicht)

57 1811–1821: *Reine Arzneimittellehre* (RAL) Bd. 1–6, 1.Aufl.; 1822–1827: RAL Bd. 1–6, 2. Aufl.

griff ihn öffentlich an und erreichte 1820 gemeinsam mit den Leipziger Apothekern das gerichtliche Verbot für Hahnemann, weiterhin selbstständig Arzneimittel herstellen und ausgeben zu dürfen. Unter diesem Verbot konnte Hahnemann nicht mehr praktizieren und flüchtete sich und seine Familie 1821 im Alter von 66 Jahren in die Stadt Köthen, wo Herzog Ferdinand, einer seiner Patienten, ihm eine Praktiziermöglichkeit außerhalb der Leipziger Gerichtsbarkeit angeboten hatte und ihn mit einem ansehnlichen Gehalt unterstützte, so dass Hahnemann in Köthen erstmals ohne finanzielle Schwierigkeiten praktizieren konnte.[58]

Er nutzte diese Zeit, um sich tiefergehend medizintheoretischen Fragen zu widmen, die er in den bisherigen Fassungen des *Organon* bewusst vermieden hatte. Die Erörterung der Ursachen von Krankheit rückte nun in den Mittelpunkt seines Interesses. Seit 1816 beschäftigte ihn die Tatsache, dass auch Patienten, die zuerst gut auf ein homöopathisches Arzneimittel angesprochen hatten, häufig Rückfälle erlitten. Und er ging davon aus, dass es nicht an der falschen Wahl des Arzneimittels, sondern an einem Mangel an tieferem Verständnis für die Art der Krankheit liegen musste.[59] Nach 12 Jahren geistiger Arbeit gab Hahnemann seine Schlussfolgerungen 1828 bis 1830 in der ersten Auflage seiner vierteiligen Arbeit *Die chronischen Krankheiten* kund. Im Gegensatz zum *Organon* verschaffte sich Hahnemann durch dieses Spätwerk nicht nur unter den allopathischen Feinden, sondern auch unter seinen Freunden und Schülern harte Kritiker und Gegner, welche mit seiner Theorie nicht übereinstimmen konnten.

Nachdem Hahnemanns Frau Henriette 1830 gestorben war, lernte Hahnemann 1834 mit knapp 80 Jahren die junge Pariser Künstlerin Mélanie d'Hervilly (1800–1877) als seine Patientin kennen, machte ihr drei Tage später einen Heiratsantrag und zog kurz darauf mit ihr nach Paris, um dort die letzten neun Jahre seines Lebens zu verbringen. Gemeinsam gründeten die beiden eine international weitgeschätzte Praxis und Mélanie wies Hahnemann nach Jahren der Rückgezogenheit des Forschens und Studierens in die Freuden des kulturellen Pariser Lebens ein.

---

[58] Handley R 1993, S. 87

[59] Handley R 1993, S. 91

Am 2. Juli 1843 starb Hahnemann nach einer zehnwöchigen Erkrankung im Alter von 88 Jahren an einer „Lungenlähmung".

2.3 Homöopathie – Was ist das?

Erstmalige Verwendung fand der Terminus „Homöopathie" 1810 in der ersten Auflage des *Organon der rationellen Heilkunde* durch Samuel Hahnemann.[60] Er beinhaltet die griechischen Begriffe *homoîos* (ähnlich) und *páthos* (Leiden), welche gemeinsam den wichtigsten Grundpfeiler der Klassischen Homöopathie, die Ähnlichkeitsregel, beschreiben. Nachdem Hahnemann das Prinzip für sich entdeckt und überprüft hatte, dass die Symptome eines Kranken durch genau jene Arznei Besserung erfahren, welche die Fähigkeit innehat, beim Gesunden der Krankheit ähnliche Symptome hervorzurufen, schrieb er im Vorwort zu der ersten Ausgabe seines *Organon*: „Wähle, um sanft, schnell, gewiß und dauerhaft zu heilen, in jedem Krankheitsfalle eine Arznei, welche ein ähnliches Leiden (*ομοιον παθοσ*) für sich erregen kann, als sie heilen soll!" Er nannte dieses Prinzip *Similia similibus curentur*, das er 1796 in seinem Aufsatz „Versuch über ein neues Prinzip zur Auffindung der Heilkräfte der Arzneisubstanzen"[61] erstmalig erwähnte. Heute gilt das Jahr 1796 daher als das „Geburtsjahr der Homöopathie".

Um das Wissen von den Arzneien (die Arzneimittellehren) zu vergrößern, prüfte Hahnemann an sich, seinen Angehörigen und seinen Schülern zahlreiche Arzneien im Sinne einer Arzneiprüfung am Gesunden. Bis heute besteht in der Prüfung der verschiedensten Ausgangsstoffe (Mineralien, Pflanzen, Metalle, tierische Substanzen, Nosoden, u. a.) in unterschiedlichen Potenzen am Gesunden ein weiterer Grundpfeiler der Homöopathie.[62] Aus den Arzneimittelprüfungen am Gesunden, Berichten der Toxikologie, klinischer Beobachtung und aus der Empirie der traditionellen Volksmedizin setzen sich die heutigen Arzneimittellehren zusammen. Nachdem Hahnemann die Symptome aus den ersten Prüfungen noch lückenlos in

---

60 Schmidt JM 1993

61 KMS 2001, S. 223 und S. 434

62 Metzger J 1974, 1975; Schmidt JM 1993; Sherr J 1994; Stübler M 1979

seinen Arzneimittellehren aufgelistet hatte, wurden bis heute viele klinisch nicht bestätigte Symptome aus den Arzneimittellehren herausgenommen und besonders häufig bestätigte Symptome hervorgehoben.[63]

Hat ein homöopathischer Arzt mit Hilfe einer ausführlichen Anamnese[64] das individuelle Symptomengesamtbild eines Patienten aufgenommen, die Symptome nach Wichtigkeit geordnet und ein passendes Arzneimittel gewählt,[65] verabreicht er es dem Patienten in Form einer Hoch- oder Tiefpotenz (im Allgemeinen gilt: Hochpotenz ab C30 bzw. D 30).[66] [67]

Zusammenfassend steht der ursprüngliche Begriff Homöopathie für eine medizinische Therapieform, welche aus den vier Grundprinzipien der Verwendung von Einzelmitteln, der Arzneimittelprüfung am Gesunden, dem Ähnlichkeitsprinzip und der Verwendung kleinster, potenzierter Arzneigaben[68] besteht. Sie macht den Versuch, den Patienten in seinem Gesamtbild mit all seinen Symptomen und Zeichen vor dem Hintergrund seiner Biographie zu verstehen. Als phänomenologisch orientierte Medizin zielt die Homöopathie weniger daraufhin, Krankheiten pathophysiologisch erklären zu können, sondern mehr danach, die wahrnehmbaren Krank-

---

[63] z. B. in *The Guiding Symptoms of our Materia Medica* von Constantin Hering (1800–1880); *Dictionary of Practical Materia Medica* von John Henry Clarke (1853–1917); vgl. Lucae C 2000, S. 8

[64] ORG 6 §§ 83–104; Kent 1973, S. 23–27; Schmidt P 1960; Künzli J 1985; Foubister DM 1962; Nash EB 1972, 1973; Keller G 1989; Gawlik W 1997; Sankaran R 1991; vgl. Lucae C 2000, S. 10, 11

[65] keine Gabe von Mischungen unterschiedlicher Arzneien, s. ORG § 273.

[66] C30: C steht für „centesimal", d. h. ein Teil der Ausgangssubstanz wird 99 Teilen des Verdünnungsmediums (Lactose oder Wasser-Alkoholgemisch) im Verhältnis 1:100 zugesetzt. Die Bezeichnung C30 bedeutet 30 einzelne Verdünnungsschritte mit jeweils dem Verhältnis 1:100. Der Verdünnungsgrad beträgt $1:100^{30}$. D30: D steht für „dezimal", d. h. ein Teil der Ausgangssubstanz wird 9 Teilen des Verdünnungsmediums im Verhältnis 1:10 zugesetzt. D30 bedeutet 30 einzelne Verdünnungsschritte mit dem Verhältnis 1:10 ($1:10^{30}$).

[67] Lucae C 2000, S. 12–20; Dellmour F 1992; Barthel P 1993.

[68] Für die Wirkung der Arzneigaben scheint die Anzahl der Potenzierungsschritte (durch Verschüttelung) wichtiger zu sein als der Verdünnungsgrad (Lucae C 2000, S. 17).

heitszeichen eines Patienten möglichst genau beschreiben zu können.[69] Nach Hahnemann repräsentiert die Gesamtheit der Symptome die Krankheit.[70] Krankheit ist für ihn eine Verstimmung der Lebenskraft, welche verantwortlich dafür ist, dass der Mensch gesund bleibt.[71] Solange der Mensch eine ausreichende Lebenskraft zur Regulation besitzt, geht der homöopathische Arzt von der Möglichkeit einer Heilung durch den Regulationsanstoß einer passenden homöopathischen Arznei aus. Ist die Lebenskraft wie bei schweren degenerativen Erkrankungen, genetisch vererbten Störungen, u. a. zur Regulation nicht mehr ausreichend, stößt die Homöopathie an Ihre Grenzen.

Um die Homöopathie von anderen Therapieverfahren zu unterscheiden, verwendete Hahnemann für Therapien, die bei der Prüfung am Gesunden andere Symptome erzeugen als sie zu heilen angeben, den Begriff Allöopathie (*alloion* = andersartig; *pathos* = Leiden).[72]

Heute verwenden viele Homöopathen den Begriff Allöopathie oder auch Allopathie in gleicher Bedeutung wie den Begriff Schulmedizin. Der Begriff Schulmedizin wurde erstmals 1876 von Fischer in den „Homöopathischen Monatsblättern“ erwähnt. Erst Anfang der 1890er Jahre fand der Begriff allgemeine Verbreitung.[73] In dieser Arbeit wird die Bezeichnung „Schulmedizin“ stellvertretend für die an Universitäten gelehrte Medizin verwendet.

2.4 Der Begriff „Miasma“ – Seine historische Genese und Semantik

Das Wort Miasma (*μίαςμα*) stammt aus dem Griechischen und bedeutet „Besudelung, Verunreinigung“. Ursprünglich bezeichnete es eine übertragbare Verunreinigung oder einen krankheitsbringenden Fluch als Erklä-

[69] Lucae C 2000, S. 4; Klunker W 1977, 1994

[70] ORG 6 §§ 6, 7, 70

[71] ORG 6 §§ 9, 11, 12

[72] RAL II, S. 12

[73] Wölfing A 1974

rung für die Phänomene Ansteckung und Epidemie. Die Vorstellung beruhte damals auf einem Stoff, Gift oder Pesthauch, der aus dem Boden ausdünstete und die Luft mit infektiösen Substanzen verunreinigte.[74] Die religiöse Anschauung der Menschen in der griechischen Antike sah die Miasmen als eine Strafe für die Sünde einzelner oder ganzer Völker durch die Götter, und gab den Miasmen somit eine moralische Ursache. Dies führte zu einer Wechselbeziehung zwischen der Furcht vor Befleckung (Miasma) und ihrem Gegenstück der rituellen Reinigung (Katharsis).[75]

Während der Miasmenbegriff bei Sophokles (497–406 v. Chr.) noch eine religiöse Prägung hatte und mit Schuld verbunden wurde, so war er bei Hippokrates (460–375 v. Chr.) bereits weitaus rationaler und man begründete durch ihn erste hygienische Vorbeugemaßnahmen.[76]

Die Medizin des Mittelalters folgte größtenteils den Anschauungen der griechischen Medizin. Eine Seuche wie die Pest war bedingt durch Verunreinigungen, die sich unter bestimmten klimatischen Bedingungen in der Luft befanden und durch den Atem gleichzeitig in viele Körper eintraten. Die Magister der medizinischen Fakultät von Paris führten im Jahre 1348 die Pest von 1345 auf eine Konjunktion der drei Planeten Saturn, Jupiter und Mars zurück. Insbesondere der feuchte und heiße Jupiter in Beziehung zu Mars, der zwar trocken, aber ebenfalls heiß ist, habe von der Erde und dem Wasser üble Dampfe aufsteigen lassen, welche die Luft verdorben hätten, so lautete die Theorie[77]. Starke Sonneneinstrahlung, faulende organische Stoffe und Sümpfe galten als Brutstätten derartiger krankheitserzeugender Stoffe. Den Stoff selbst bekam die Medizin nicht zu fassen, er war denk- und erfahrbar, aber nicht sichtbar. Das Wesen solch einer Seuche war nach der Miasma-Lehre mit einer Massenvergiftung vergleichbar. Das beste Schutzmittel aus medizinischer Sicht war angesichts der Vergiftung der Luft die Flucht in eine andere Landschaft. Konnte man sich keine Flucht leisten, so galten diätetische Vorschriften, um keine Fehlmischung

74 vgl. Haehl E 1941. Über die mit Miasmen beladene, krankheitsbringende „Luft" s. a. Hippokrates *de flatibus* 5

75 vgl. Winkle S 1997 und Nutton V 2004

76 vgl. Appell RG 1998, S. 226; Dodds ER 1991

77 Wilderotter H 1995, S. 20ff

der 4 Körpersäfte entstehen zu lassen, sowie Verhaltensmaßnahmen wie der Verzicht auf das Bad, um die Körperporen nicht unnötig zu öffnen.

Eine erste Differenzierung des Miasmenbegriffes nah 1546 Girolamo Fracastoro[78] in seinen „3 Büchern von den Kontagien, den Kontagiösen Krankheiten und deren Behandlung" vor. Er beschreibt die Möglichkeit einer direkten Ansteckung und diskutierte die Frage der Affinität zwischen Kontagiosum und potenziellem Opfer. Appell fasst zusammen:

> Für *Francastoro* ist ein Kontagiosum eine Infektion, die von einem auf das andere Individuum durch unwahrnehmbare Teilchen der Infektion übergreift. Er stellt klar, dass man sich auch mit Gift infizieren könne, dass diesem jedoch die Kontagiosität abgehe. Er unterscheidet drei Arten der Kontagiosität. Zunächst das Kontagium durch Berührung allein – *contagio solo contactu* –. Er erläutert dies am Beispiel von Früchten, die sich wechselseitig ihre Welkheit oder Fäulnis mitteilen. Eine zweite Gruppe stellt die Kontagiosität durch Zunder – *contagio per formitem* – dar. Diese Ansteckung kann andauern, selbst wenn sie vom ursprünglichen Herd gewichen ist. Als Beispiel nennt *Fracastoro* Gegenstände wie Betten, Kleider, Holz, die Phthisiker und Pestkranke berührt haben. [...] Eine dritte Gruppe bildet schließlich die Kontagiosität über die Entfernung – *contagio, quae ad distans fiat* –. Als Beispiel werden pestilentielle Fieber und die Phthise angeführt.[79]

Ähnliche Gedanken finden wir in dieser Zeit auch bei Paracelsus[80] (1493–1541) und Agrippa von Nettersheim (1486–1535).[81]

Um 1600 wurde das Mikroskop erfunden. Diese Erfindung war für die Weiterentwicklung der Lehren von den Ansteckungskrankheiten von großer Bedeutung. Bereits 1658 behauptete Kirchner[82] mit Hilfe des Mikroskops im Blut von Pestkranken kleine Würmchen sehen zu können. Aufgrund der damals sehr ungenauen mikroskopischen Vergrößerungstechni-

---

[78] lebte 1478–1553 und verlieh der Syphilis ihren Namen

[79] Appell RG 1998, S. 227

[80] in seinen Pestschriften und seinem *Volumen Paramirum*

[81] vgl. Appell RG 1998, S. 227

[82] Athanasius Kirchner 1602–1680

ken hält man seine Beobachtungen heute jedoch für unwahrscheinlich. Glaubhafter erscheinen dagegen die mikroskopischen Beobachtungen Leeuwenhoeks[83], der zwischen 1673 und 1723 in mehreren Briefen *levende dierkens*[84] beschrieb, die man heute als Bakterien identifizieren kann. Er sah darin jedoch keine Krankheitserreger.

1762 publizierte Marc Anton Plenciz anstelle der noch immer geltenden Miasmentheorie in Wien eine neue Ansteckungstheorie. Er begründete Infektionskrankheit auf dem Vorhandensein belebter Krankheitskeime, welche entweder von außen in den Körper eindringen würden oder bereits latent im Körper vorhanden seien und durch heftige Gemütsreaktionen ausgelöst werden könnten. Im Unterschied zu seinen damaligen Kollegen entschied er sich deshalb gegen eine symptomatische Behandlung und versuchte die Krankheitskeime spezifisch mit Antimon, Quecksilber und Schwefel zu behandeln.

Nachdem Plenciz in Wien wichtige Impulse gegeben hatte, erreichte die Auseinandersetzung mit der Miasmenlehre und den kontagiösen Krankheiten 1764 im revolutionären Frankreich ihren Höhepunkt. Man gründete in Paris den ersten Lehrstuhl für öffentliche Hygiene, dessen Aufgabe es war, die Miasmen genauer zu ergründen und eine geeignete Therapie zu finden. Es entstanden die „antimefitischen[85] Mittel", welche die verschiedenen Gerüche[86] zerstören und die Miasmen binden sollte.[87]

Eine weitere Differenzierung der Ansteckungskrankheiten geschieht 1775 in Frankreich durch Boissier de Sauvage[88]. In seinem Werk *Nosologie méthodique* unterteilt er die Ansteckungskrankheiten in miasmatische Krankheiten und Viruskrankheiten. Boissier erklärt: „Die miasmatischen Krankheiten sind jene, deren Stoffgrundlage ein Miasma ist, d.h. eine Aus-

[83] Antony van Leeuwenhoeck 1632–1723

[84] *levende dierkens* (niederländisch) = lebende Tierchen

[85] „mefitisch" (nach der altitalischen Göttin Mephitis, der Beherrscherin erstickender Dünste) = verpestend, stinkend (auf Schwefelquellen bezüglich).

[86] z. B. den Geruch des Brandes oder dem Pesthauch.

[87] vgl. Appell RG 1998, S. 228

[88] Francois Boissier de Sauvage de la Croix 1707–1767, Dr. der Medizin, Königlicher Prof. von Montpellier und Mitglied der Akademie der Wissenschaften war einer der Wortführer der praktischen Medizin des 18. Jhs.

dünstung, die mit unsichtbaren verderblichen Teilchen beladen ist." Zu den „Viruskrankheiten" zählt er die Syphilis, die Krätze, die Lepra, die Finne und die Flechte. Boissier geht davon aus, dass sie im Körper entstehen und direkt übertragen werden.[89]

Auch im neu eröffneten Allgemeinen Krankenhaus von Wien versuchte man sich 1784 in der Erklärung von Ansteckungskrankheiten. Die mefitischen Ausdünstungen (in diesem Fall auch der Erkrankten) galten hier als Auslöser für Leiden wie das Faulfieber, die Sepsis und den Hospitalbrand, und man empfahl den Patienten Frischluft.[90]

Die Beschäftigung mit der antimefitischen oder auch antimiasmatischen Therapie stand noch das ganze nächste Jahrhundert in der Diskussion. Im Rahmen dieser Bewegung begann der Apotheker Jean-Chrysanthe Galès 1812 in Paris, Patienten, welche an Krätze erkrankt waren, mit Schwefel zu behandeln. Insgesamt soll er über 50.000 Hautkranke mit Schwefel therapiert haben.[91]

Dieses war die Situation, von der Hahnemann 1816 umgeben war, als er damit begann, seine eigene Miasmentheorie zu formulieren. Als Musterkrankheit der Miasmen galt zu jener Zeit die Malaria, welche aus Ausdünstungen feuchter Sümpfe entstand, jedoch nicht von Mensch zu Mensch übertragen wurde. Die Syphilis stand im Unterschied dazu als Inbegriff für eine „contagiöse" Krankheit. Unter „Contagium" begriff man damals den Stoff, der eine Ansteckung von Mensch zu Mensch verursachen konnte. Die meisten ansteckenden Krankheiten hatten den Ruf, „miasmatisch-contagiös" zu sein. Man dachte, dass sie entweder sowohl durch menschlichen Kontakt als auch durch Umwelteinflüsse übertragen werden können, oder nach miasmatischer Entstehung durch Ausbreitung in andere Länder und dortige Veränderung die Eigenschaft der Kontagiösität hinzugewinnen konnten. Als Beispiel für letztere Theorie verstand man die Cholera.[92]

Erst 1840 kritisierte Henle in seiner Schrift „Von den Miasmen und Kontagien und von den miasmatisch-kontagiösen Krankheiten", dass das

---

89 Boissier de Sauvage 1775

90 vgl. Gasper M 1986, S. 52

91 vgl. Buess H 1945, S. 3516ff

92 vgl. Wischner M 2000, S. 76

Miasma als „das Verunreinigende“ auch nach Jahrhunderten nicht viel mehr als ein Begriff geblieben ist, welcher sich durch kein Hilfsmittel den Sinnen wahrnehmbar darstellen ließ.

Mit Entwicklung der modernen Mikrobiologie ist der Begriff des Miasmas ganz aus dem Alltag und den Lehrbüchern der Hochschulmedizin verschwunden und hat sich nur noch in der Homöopathie bis heute bewahrt. Dort besteht jedoch nicht, wie über Jahrhunderte in der Medizingeschichte, eine einheitliche Begriffsdefinition, sondern es existiert eine Vielfalt moderner Miasmenlehren, die sowohl mit dem ursprünglichen Begriff als auch mit dem Miasmenbegriff Hahnemanns meist wenig gemeinsam haben.

3. Hahnemanns Werk *Die chronischen Krankheiten*

3.1 Einordnung des Werkes in Hahnemanns Leben und Werk

Nachdem Hahnemann 1796 erstmals das Ähnlichkeitsprinzip *Similia similibus curentur* ausformuliert hatte, entwickelte er seine Lehre in den folgenden 20 Jahren stetig weiter.

Im Jahre 1816 schien der Empiriker Hahnemann mit der Behandlung von Akutkrankheiten soweit zufrieden, denn die Veränderungen, welche er beständig an seiner Lehre vornahm, bewegten sich innerhalb eines feststehenden Rahmens, den er mit der ersten Auflage des *Organon* von 1810 vorgegeben hatte. Die Therapie chronisch kranker Patienten gestaltete sich dagegen schwierig. Auch mit Gabe der geeignetsten homöopathischen Arznei gelang es ihm nur, die Symptome für einen gewissen Zeitraum zu beheben.[93]

> Das chronische Siechtum ließ sich [...] im Grunde nur wenig in seinem Fortgang vom homöopathischen Arzte aufhalten und verschlimmerte sich dennoch von Jahr zu Jahr.[94]

Im Jahre 1816 begann Hahnemann sich daher mit folgender Frage zu beschäftigen:

> Warum kann nun diese, durch homöopathische Arznei wirksam affizierte, zur Herstellung der Integrität des Organism erschaffene, und unermüdet zur Vollendung der Genesung bei selbst schweren akuten Krankheiten thätige, erfolgreiche Lebenskraft in jenen chronischen Uebeln, selbst mit Hülfe der die gegenwärtigen Symptome bestens deckenden homöopathischen Arzneien, keine wahre dauernde Genesung zu Stande bringen?[95]

---

[93] CK, S. 3ff

[94] CK, S. 4

[95] CK, S. 5f

Und nach vier Jahren seiner Überlegungen schrieb er 1823 in einem Brief:

> Dies noch Fehlende zu erfinden und so die Kunst, die alten chronischen Krankheiten vollkommen auszutilgen, vollends auf's Reine zu bringen, habe ich mich die letzten 4 Jahre meines Lebens Tag und Nacht bestrebt und bin durch 1000 Versuche und Erfahrungen sowie durch ununterbrochenes Nachdenken endlich zu meinem Zwecke gelangt.[96]

Doch erst 1828–1830 kam es mit seinem vierbändigen Werk *Die chronischen Krankheiten, ihre eigenthümliche Natur und homöopathische Heilung* zur Veröffentlichung von Hahnemanns Ideen. Zu diesem Zeitpunkt hatte er sieben Jahre zurückgezogen in Köthen gelebt und zwölf Jahre an der Fertigstellung seines Werkes gearbeitet. 1835–1839 erschien die erweiterte und überarbeitete zweite Auflage in fünf Bänden. Die Überarbeitung der ersten zwei Bände begann er in Köthen und vollendete die letzten drei Bände in Paris. Anschließend verfasste er seine letzte Überarbeitung des *Organon der Heilkunst*.

3.2 Überblick über das Werk *Die chronischen Krankheiten*

Der nachfolgenden Zusammenfassung und Analyse von Hahnemanns Hypothesen über die Entstehung und Behandlung von chronischen Krankheiten liegt die zweite fünfbändige Auflage von 1835–1839 zugrunde. Die fünf Bände lassen sich in einen Theorieband und vier Bände homöopathischer Arzneimittellehre[97] unterteilen. Für die Analyse des medizintheoretischen Gesamtkonzeptes ist ausschließlich der erste, die Theorie beinhaltende Band von Bedeutung. Dieser gliedert sich in die beiden Abschnitte „Natur der chronischen Krankheiten" mit 100 Seiten und „Heilung

[96] AHZ 1847; 32, S. 42

[97] Die Bände 2–5 enthalten die Arzneimittelprüfungen von 51 Arzneimitteln (nicht 47 Mittel wie Klunker W 1995 in seiner Einführung zu *Die chronischen Krankheiten* schreibt) sowie drei theoretische Vorworte, welche den zuvor entstandenen Band 1 zum Teil ergänzen oder korrigieren.

der chronischen Krankheiten" mit 88 Seiten. Im Folgenden werden diese beiden Abschnitte in moderner Sprache und gekürzter Form wiedergegeben[98].

3.3 Die „Natur der chronischen Krankheiten"

Bei den akuten Krankheiten, epidemischen Seuchen und den venerischen Krankheiten[99] hatte die Homöopathie ihr Heilungskönnen bewiesen, doch für die chronischen Krankheiten gab es noch kein Mittel, um dauerhaft zu heilen. Gegenüber der Allopathie seiner Zeit fühlte sich Hahnemann dennoch bereits zu diesem Zeitpunkt überlegen.[100] Er warf dieser vor, die Lebenskraft des Patienten durch Aderlässe, Hungerkuren u. a. zu schwächen oder dem Patienten neben seiner ursprünglichen Krankheit, oder anstelle dieser, Arzneikrankheiten hinzuzufügen. Den Homöopathen gelang es immerhin häufig, das gegenwärtige Krankheitsbild mit Hilfe einer homöopathischen Arznei schnell und ohne Nachwirkungen zu beseitigen, und solange die Krankheit noch nicht allzu chronisch oder allopathisch verkompliziert war, ließen sich die Symptome dadurch auch für einen längeren Zeitraum beheben.[101] Doch kleinste Ereignisse wie Diätsünden, Überanstrengung, Schicksalsschläge etc. brachten die alten Symptome trotz homöopathischer Therapie wieder zum Vorschein und das homöopathische Mittel wirkte zunehmend schwächer und für kürzere Zeit. Auch bei verbesserten äußeren Lebensumständen wie Wechsel der Jahreszeit o.ä. gelang es höchstens für einen gewissen Zeitraum, einen Stillstand des Krankheitsgeschehens zu erreichen. Auf den Stillstand folgten stets neue

98 Die Zusammenfassung erfolgt in den Worten der Autorin. Der inhaltliche Aufbau orientiert sich dabei eng an dem Werk *Die chronischen Krankheiten* S. Hahnemanns. Um den inhaltlichen Aufbau Hahnemanns zu erhalten, konnten sprunghafte Themenwechsel teilweise nicht vermieden werden.

99 Venerische Krankheiten = Geschlechtskrankheiten

100 CK, S. 1

101 CK, S. 2

Beschwerden, die weit schwieriger zu behandeln waren und die Krankheit schritt fort.[102]

Hahnemann hatte sich deshalb 1816 die Frage gestellt, warum die Homöopathie bei allen unvenerischen[103] chronischen Krankheiten weniger Erfolg zeigte als bei den Akutkrankheiten. Ein Grund, den viele seiner Schüler nannten, war der, dass zu wenig Mittel vorhanden seien. Er selbst ließ diese Erklärung jedoch nicht gelten, weil er die unvenerischen Krankheiten trotz eines Zuwachses an neuen Arzneien nicht besser werden sah. So blieb die Frage bestehen, warum die dauerhafte Heilung einer chronischen Krankheit trotz einer gut gewählten homöopathischen Arznei bis zu diesem Zeitpunkt nicht möglich war.[104]

Diese Fragestellung führte Hahnemann nach langjährigem Nachdenken, Forschen und Beobachten zu seiner Erklärung der Natur chronischer Krankheiten:

Hahnemann postuliert, dass hinter den wiederkehrenden alten oder abgeänderten Krankheitsbildern der unvenerischen chronischen Krankheiten eine Urkrankheit steckt und dass man erst alle „Zufälle und Symptome" dieser Urkrankheit kennen muss, um diese heilen zu können.[105]

Er beobachtete, dass der Beginn einer chronischen Krankheit häufig mit dem Auftreten eines Krätzeausschlages zusammenfiel, und dass die Heilung einer chronischen Krankheit bei vorher aufgetretenem Krätzeausschlag oft behindert war. Außerdem fand er, ebenso wie andere Ärzte seiner Zeit (z. B. Autenrieth[106]), einen Zusammenhang zwischen dem Vertreiben eines Krätzeausschlages von der Haut und dem Auftreten chronischer

---

102 CK, S. 4

103 Unvenerisch = alle die Krankheiten, welche keine Geschlechtskrankheiten sind.

104 CK, S. 5f

105 CK, S. 7

106 Johann Heinrich Ferdinand von Autenrieth. Professor für Anatomie, Physiologie, Chirurgie und Geburtshilfe in Tübingen. Begründer der ersten stationären Klinik der Universität Tübingen. Hahnemann bezieht sich auf seine Schrift „Versuche für die practische Heilkunde aus den klinischen Anstalten von Tübingen". 1808

Krankheiten[107], und konnte für chronisch Kranke, die selber keine Ansteckung mit der Krätze aufwiesen, häufig eine Ansteckung der Eltern oder älterer Verwandter nachweisen.

Deshalb nannte Hahnemann die Urkrankheit ihrer Herkunft zufolge „Psora".[108] Die Symptome der vielen unterschiedlichen unvenerischen Pathologien sieht er ab diesem Zeitpunkt als ein großes Ganzes der Urkrankheit und geht davon aus, dass sie, ähnlich seinem Konzept zur Behandlung von Epidemien, nur als Glieder dieses Ganzen zu behandeln sind.[109]

Zu den „chronischen" Krankheiten zählt Hahnemann all jene, die nie von selbst erlöschen, stets neue Symptome hervorbringen und auch bei gesündester Lebensweise ohne ärztliche Hilfe bis zum Tod führen. Er geht davon aus, dass sich alle chronischen Krankheiten auf „festständige chronische Miasmen" zurückführen lassen. Hahnemann beschreibt nachfolgend drei Krankheitsursachen, die er aufgrund ihrer Potenz, lebenslange Krankheiten auslösen zu können, „chronisch" und aufgrund ihrer Fähigkeit zur Ansteckung „miasmatisch" nennt: die „Syphilis", die „Sykosis" und die „Psora".[110]

Von diesen drei Miasmen bezeichnet er die Psora als das älteste, vielköpfigste, verderblichste und am meisten verkannte Miasma. Um das Alter des Psorischen Miasmas zu beweisen, führt Hahnemann alte Beschreibungen der Psorasymptome bei Moses in der Bibel, bei den alten Griechen, den Arabern und im Mittelalter an. Zur Darlegung, wie sich solch ein verderbliches Miasma entwickeln konnte, gibt er nachstehende Erklärung: Der Rothlauf des Mittelalters, bei dem es sich um eine flache, ebene Entzündung der Haut handelte, sei durch die rückkehrenden Kreuzzügler in die Gestalt des Aussatzes[111] verwandelt worden, bis sich der Aussatz durch eine Verfeinerung der Lebensweise wieder in einen gewöhnlichen Krätzeausschlag zurückentwickelt habe. Hahnemann ist der Meinung, dass durch diese Rückbildung der Krätzeausschlag schließlich leichter von der Haut

---

107 CK, S. 8

108 „Psora" wurde zu Hahnemanns Lebenszeit gleichbedeutend wie der Begriff Krätze verwendet.

109 CK, S. 9f

110 CK, S. 11

111 Aussatz = Lepra

vertrieben werden konnte und daher immer öfter als Krätze unerkannt blieb. Weil niemand mehr vor diesen Kranken zurückschreckte, konnte eine Ansteckung leichter weiterverbreitet werden und die Psora wurde zum ansteckendsten aller Miasmen.[112] Die Minderung der Hautsymptome brachte jedoch ein Anwachsen der übrigen Beschwerden des Kranken mit sich. Als Ursache hierfür gibt Hahnemann an, dass die innere Psorakrankheit mit dem Verschwinden des Ausschlages von der Haut anwächst und ihre sekundären Symptome entwickelt. Im Gegensatz zur Syphilis und Sykosis, bei denen die Hautsymptome dauerhaft bestehen, niemals von selbst weichen und zugleich einen Schutz vor dem Ausbruch der inneren Krankheit bilden, kann der psorische Krätzeausschlag selbstständig von der Haut verschwinden und dadurch zum Ausbruch der inneren Krankheit führen.[113]

Hahnemann führt 7/8 der chronischen Krankheiten auf den Ursprung der Psora zurück. Die Herkunft des übrigen Achtels chronischer Krankheiten vermutet er im Miasma der Syphilis, der Sykosis oder in einer Mischung von zwei oder selten auch drei der chronischen Miasmen.[114]

Neben zahlreicher Kritik an den Ärzten seiner Zeit, die keine Verbindung zwischen äußeren Hautkrankheiten und inneren Folgekrankheiten sahen, lobt er die Beobachtungen älterer Ärzte, welche diesen Zusammenhang beschrieben und die Krankheiten mit inneren Mitteln zu heilen versuchten, auch wenn ihnen dies nicht gelang. Er bezieht sich auf die Dissertation Junckers[115], welche sich mit der Produktion unzähliger individueller Krankheiten durch die Vertreibung des Krätzeausschlages von der Haut auseinandersetzt, und listet über dreizehn Seiten die Beobachtungen weiterer Autoren zu den Vertreibungsfolgen der Krätze auf.[116]

Hahnemann vertritt die Ansicht, dass die Ansteckung mit einem Miasma während eines Augenblickes geschieht und diese Ansteckung zunächst zu einer inneren Krankheit führt, bevor sich ein für die miasmati-

112 CK, S. 11-14

113 CK, S. 15f

114 CK, S. 17

115 Ludwig Christian Juncker. Dissertation *de damno ex scabie repulsa,* Hal. 1750

116 CK, S. 18–40

sche Krankheit spezifisches Lokalsymptom auf der Haut zeigt.[117] Anhand der Beispiele akuter Miasmen wie Pocken, Masern, Scharlach etc. leitet er ab, warum die innere Krankheit erst ausgebildet sein muss, bevor die Ausschläge auf der Haut erscheinen: Wenn der Ansteckungszunder über eine offene Hautritze und die Nerven bis hin zur Lebenskraft gelangt ist, kann kein Abwaschen, Ätzen, Brennen und auch kein Amputieren des Körperteiles den Fortgang der inneren Krankheit aufhalten. Im Unterschied zu den akuten miasmatischen Krankheiten, bei denen es dem Körper gelingt, die Krankheit im Verlaufe von zwei bis drei Wochen mit eigener Kraft zu vertilgen, ist dies bei chronischen Krankheiten aussichtslos, da es für diese gerade charakteristisch ist, dass sie ohne ärztliche Kunst lebenslang im Körper bestehen bleiben.[118]

Hahnemann erklärt weiter, dass die venerischen Krankheiten Syphilis und Sykosis über unreinen Beischlaf übertragen werden. Die Ansteckung geht in diesen Fällen vom Lokalsymptom aus. Dagegen ist die Übertragung der Psorakrankheit über die Haut des gesamten Körpers möglich, weshalb jeder Mensch die Möglichkeit innehat, vom Krätzemiasma angesteckt zu werden. In den ersten Tagen nach der Ansteckung sind an der Stelle der Übertragung bei allen drei Miasmen keine Zeichen von Krankheit zu sehen. Erst wenn sich das Miasma im Innern des Körpers ausgebreitet hat, versucht der Körper, die innere Krankheit über das Produzieren eines Hautsymptoms zu erleichtern. Daher erscheinen der Schanker der Syphilis im Allgemeinen erst 5–14 Tage und die Krätzesymptome der Psora erst 6–14 Tage nach Ansteckung mit dem entsprechenden Miasma. Aufgrund der Vorstellung, dass sich zuerst die innere Krankheit im Körper ausgebreitet haben muss, bevor sich an der Ansteckungsstelle ein Lokalsymptom zeigt, geht Hahnemann davon aus, dass auch das Lokalsymptom nur durch eine Behandlung der inneren Krankheit geheilt werden kann. Er erwartet, dass die innere Krankheit solange latent bleibt, wie das Lokalsymptom auf der Haut vorhanden ist, jedoch parallel zum Wachstum des Hautsymptoms im Innern versteckt anwächst. Und an dem Punkt, da der Patient seine Hautleiden nicht mehr aushält und sie mit äußeren Mitteln von der Haut ver-

[117] CK, S. 42

[118] CK, S. 43–46

treibt, kommt es zum Ausbruch der inneren Krankheit mit all ihren sekundären Leiden. Je länger der Hautausschlag zuvor auf der Haut bestand, desto fortgeschrittener ist auch die Größe der inneren Krankheit.[119] Auf drei Seiten beschreibt Hahnemann eine Reihe leichter Beschwerden wie lästiges Trockenheitsgefühl in der Nase, Menstruationsbeschwerden oder Knacken der Gelenke bei Bewegung und erklärt sie als Zeichen der latenten Psora.[120] Hahnemann erwartet, dass man sich mit einigen dieser latenten Beschwerden noch gesund fühlen kann, doch in höherem Alter bereits geringste Anlässe genügen, um eine akute Krankheit hervorzubringen.[121] Wenn ein Mensch, der die latente Psora in sich trägt, ungesunden Lebensverhältnissen ausgesetzt ist (wie akuter, epidemischer Krankheit, Verletzung, schwieriger Geburt, einem Todesfall, Ärgernis, schlechter Nahrung etc.), so erwacht die bisher schlummernde Psora mit ihren sekundären Symptomen. Die Schwere dieser sekundären Symptome steht dann jedoch nicht im Verhältnis zur ihrem „kleinen" Auslöser, weshalb der Patient und seine Umgebung häufig verwundert sind. Dabei hat sich das Erwachen der Psora durch die Erhöhung der Zeichen latenter Psora bereits angekündigt.[122] Sowohl die latenten Zeichen, als auch die sekundären Symptome der Psora werden durch individuelle modifizierende Faktoren wie Konstitution, Erbanlage, Fehler in Angewohnheiten, Lebensweise, Diät, Beschäftigung, Geistes-Richtung und Moralität bestimmt. Nachfolgend listet Hahnemann über 31 Seiten die sekundären Symptome der Psora auf, welche er bei erfolgreich antipsorisch behandelten Patienten beobachtet hat.[123] Die Symptome umfassen ein großes Spektrum an unterschiedlichsten Beschwerden von Schwindel, Kopfschmerzen, Hautausschlägen, Herz-, Lungen-, Magen-, Darm-, Leber- Urogenitalen-Beschwerden, bis hin zu Leis-

---

119 CK, S. 46–58

120 CK, S. 58–61

121 CK, S. 61

122 CK, S. 61–67

123 CK, S. 67–98

tenbrüchen, Arthrosebeschwerden, Lähmungen, Parästhesien, Epilepsien sowie Gemüts- und Geistesstörungen aller Art.[124]

Zu den Gesichtsausschlägen unzähliger Art zählt Hahnemann

> Milch-Schorf, Blüthen, Finnen, Kupfer, Flechten und Geschwüre bis zum Nasen-, Lippen und Gesichts-Freß-Geschwüre (auch Krebs genannt) mit brennenden und stechendem Schmerze[125].

Hahnemann ist der Überzeugung, dass die Wahrscheinlichkeit der Wahrheit seiner Psoratheorie bei 100:1 liegt und fordert, dass Gegenteiliges erst zu beweisen ist. Für die Therapie gilt weiterhin, dass der homöopathische Arzt nach Symptomähnlichkeit zu heilen hat. Aufgrund der neuen Erkenntnisse über die Urkrankheit „Psora“ sind für die Behandlung der unzähligen Psorasymptome nun jedoch die entsprechenden antipsorischen Arzneien zu wählen. Da stets wiederkehrende Akutkrankheiten häufig auch auf einer latenten Psora beruhen, rät er, auch diese, nach Gabe des passendsten Akutmittels, mit antipsorischen Arzneien zu behandeln.[126]

3.4 Die „Heilung der chronischen Krankheiten“

Hahnemann untergliedert den Teil „Die Heilung der chronischen Krankheiten“ in die vier Kapitel: „Sykosis“, „Syphilis“, „Psora“ und „die Arzneien“. In der Einleitung verkündet er, dass chronische Krankheiten nun, nach Kenntnis ihrer Natur und ihres dreifachen miasmatischen Ursprungs, mit spezifischen Arzneien zu heilen sind.[127]

---

[124] Diese Aufzählung erhebt nicht den Anspruch vollständig zu sein. Sie soll einen Überblick vermitteln, welches Spektrum von chronischen Krankheiten Hahnemann dem Ursprung der Psora zuschrieb.

[125] CK, S. 72, Fußnote 7

[126] CK, S. 100

[127] CK, S. 103

Sykosis (die Feigwarzen-Krankheit)

Hahnemann beschreibt die Sykosis als eine Geschlechtskrankheit mit hahnenkamm- oder blumenkohlartigen leicht blutenden Tumoren, welche meist von einem gonorrhöartigen Ausfluss aus der Harnröhre begleitet werden. Sie war während der französischen Kriege (1809–1814) sehr verbreitet und ist danach immer seltener aufgetreten. Die Sykosis ist Hahnemann zufolge das Miasma, welches die wenigsten chronischen Krankheiten erzeugt.

Für die Therapie der Sykosis empfiehlt er die innerliche homöopathische Gabe vom „Saft des Lebensbaumes“ (Thuja C30) und nach deren Auswirken (nach 15–40 Tagen) eine homöopathische Gabe Salpetersäure (Acidum nitricum C6). Bei schwierigen, langanhaltenden Fällen betupft man die größeren Feigwarzen einmal täglich mit einer Mischung aus Thujasaft und Alkohol (Weingeist) im Verhältnis 1:1. Wenn eine Komplikation mit einem oder beiden der anderen Miasmen vorliegt, sind zuerst die psorischen Zeichen, dann die Sykosis und zuletzt die syphilitischen Zeichen zu behandeln.[128]

Syphilis (die Schanker-Krankheit)

Die Schanker-Krankheit (Syphilis) ist für Hahnemann die eigentlich typische venerische Krankheit. Er beschreibt, dass der Schanker 7–14 Tage nach „unreinem Beischlafe“ am angesteckten Geschlechtsteil auftritt und sich aus einem Bläschen zu einem Geschwür mit erhabenem Rand entwickelt, welches stechende Schmerzen verursacht. Gemäß Hahnemann bleibt der Schanker ohne ärztliche Beeinflussung lebenslang bestehen und produziert keine weiteren Symptome. Wird er jedoch entfernt, reagiert der Körper mit der Produktion einer eiternden „Schooßbeule“. Vertreibt man auch diese von der Haut, kommt es zum Ausbruch der Lustseuche: die „innere Syphilis“ mit ihren sekundären Symptomen kommt zum Vorschein.

Hahnemann grenzt drei Zustände der Syphilis voneinander ab, deren Erscheinungsbild und Heilungsverläufe unterschiedlich sind: Besteht eines

128 CK, S. 103–107

der Lokalsymptome auf der Haut (Schanker oder Schooßbeule), handelt es sich um den ersten Zustand der Syphilis. Dieses Stadium der Syphilis ist für Hahnemann der am leichtesten zu heilende Zustand aller Miasmen. Der zweite Zustand tritt ein, wenn alle Lokalsymptome von der Haut vertrieben sind und die „innere Syphilis" ausbricht. Als dritten Zustand beschreibt Hahnemann die Kombination aus einer fortgeschrittenen „Psora"-Krankheit (mit sekundären Symptomen) und einer Ansteckung mit dem syphilitischen Miasma, unabhängig vom Stadium der Syphilis.[129]

Für die Heilung der Syphilis bedarf es je nach Zustand unterschiedlicher Vorgehensweisen:

Im ersten Zustand benötigt der homöopathische Arzt einzig eine homöopathische Gabe Quecksilber (Mercurius C30), um die Syphilis samt Schanker in 14 Tagen zu heilen.

Als Indikator einer Heilung der inneren Syphilis gilt das Verschwinden des Schankers: Die Heilung verläuft vom Schankergeschwür über ein „reines Geschwür mit wenig, gutartigem Eiter" bis zum Verschwinden jeglicher Geschwüre ohne Zurückbleiben einer Narbe. Wird der Schanker jedoch durch äußere Mittel entfernt, nimmt Hahnemann das Weiterbestehen der inneren Syphiliskrankheit an.

Auch für die Heilung des zweiten Zustandes, der unkomplizierten Syphilis, verordnet Hahnemann ausschließlich eine homöopathische Gabe Mercurius C30. Als Indikator der Heilung beobachtet er in solchen Fällen die Rückfärbung der alten Schankernarbe von rot oder blau in eine gesunde Hautfarbe.

Der dritte Zustand, bei dem neben der Syphilis eine entwickelte Psora besteht, bedarf einer eigenen Behandlung, da es sich hierbei um eine „Doppelkrankheit" handelt. Hahnemanns Zeitgenossen bezeichneten diese Krankheitsentität als „unächte Syphilis" oder „Pseudosyphilis".[130] Bei der Therapie dieser Doppelkrankheit ist, ebenso wie zur alleinigen Behandlung der Psora, besonders auf allgemeine Regeln zur Genesung zu achten, das heißt auf die Entfernung aller schädlichen Einflüsse von außen, auf eine leichte, kräftigende Diät und auf eine übrige gesunde Lebensweise. Es sind

---

[129] CK, S. 108

[130] CK, S. 116

zuerst die Zeichen der Psora mit antipsorischen Arzneien zu behandeln, bevor die Heilung der Syphilis durch die homöopathische Behandlung mit Mercurius C30 möglich wird. Ebenso wie beim zweiten Zustand dient als Indikator der Heilung die Rückfärbung der Schankernarbe in eine gesunde Hautfarbe.

Hahnemann gibt an, eine Komplikation aller drei Miasmen nur zweimal gesehen und behandelt zu haben. In solchen Fällen empfiehlt er folgende Behandlungsreihenfolge einzuhalten:[131]

1. Psora,
2. das Miasma, dessen Symptome am meisten hervorragen,
3. das übrige Miasma.

Psora

Die Heilung der „inneren Psorakrankheit" geschieht für Hahnemann am leichtesten, solange der ursprüngliche Ausschlag (mit dem typischem Zwang sich zu kratzen und anschließendem Brennschmerz) noch auf der Haut besteht. Nur ein ursprünglicher Ausschlag darf als Indikator der Heilung herangezogen werden, da ein einmal vertriebener und wiedergekehrter Ausschlag nicht mehr die Eigenschaften des ursprünglichen aufweist.[132]

Wird die Psorakrankheit während des ursprünglichen Ausschlags in ihrer Vollständigkeit erkannt, so genügt zur Behandlung des frischen Krätzeausschlages die homöopathische Gabe von Schwefel (Sulfur). Gelegentlich ist hierfür eine einzige Gabe ausreichend. Sobald der Ausschlag jedoch zu weichen beginnt, kommt es zum Ausbruch der bis dahin latenten inneren Psorakrankheit mit ihren unzähligen Symptomen und die Heilung der Psora benötigt dann zusätzlich zur Schwefelgabe oft mehrere antipsorische Arzneien. Ebenso wie Schwefel dürfen die meisten antipsorischen Mittel nur drei- bis viermal während einer Kur gegeben werden.[133]

Die Behandlung chronischer Krankheiten psorischen Ursprungs entspricht im Wesentlichen der homöopathischen Behandlung menschlicher

[131] CK, S. 111–118

[132] CK, S. 120

[133] CK, S. 121–128

Krankheiten im Allgemeinen, wie Hahnemann sie im *Organon der Heilkunst* beschreibt. Was bei den chronischen Krankheiten insbesondere zu beachten ist, erklärt er im Folgenden:[134]

Besonders wichtig für chronisch kranke Patienten sind ihre Diät und ihre Lebensweise. Beides vermag eine chronische Krankheit miasmatischen Ursprungs zwar nicht zu heilen, doch sind gewisse Einschränkungen und Modifikationen der Lebensweise nötig, um eine Heilung langwieriger chronischer Krankheiten möglich werden zu lassen. Dabei ist auf die Ausführbarkeit der Vorschriften des Arztes durch den Patienten zu achten. Lieber ist Nachsicht zu üben als den Heilungsprozess durch zu strenge Vorschriften zu belasten.[135] In Bezug auf die Lebensweise hält Hahnemann den chronisch Kranken zur Mäßigkeit an. Er erlaubt dem arbeitenden Patienten, seine Arbeit fortzusetzen, solange dieser nichts tut, was auch dem Gesunden schaden könnte. Im Zimmer arbeitenden Patienten wie kranken Gelehrten empfiehlt er, an frischer Luft zu gehen und bei schlechtem Wetter kleine Handarbeiten im Haus zu verrichten sowie geistige Ausarbeitungen nur aus freiem Kopfe anzufertigen und das Lesen einzuschränken. Dem vornehmen Patienten erklärt er die Vorteile des Gehens zu Fuß und empfiehlt die Unterlassung von Theater, Kartenspiel, Fahren, Reiten und leeren Aufreizungen der Sinnlichkeit. Allgemein rät er von schlüpfrigen wie auch von Büchern abergläubischen Inhalts ab. Den Beischlaf gestattet er Paaren, solange beide zu diesem geneigt sind.[136] Hahnemann verbietet Parfum, Riechwasser, Zahnpulver, Hausmittel, Aderlass sowie Schröpfen und empfiehlt anstelle von warmen Bädern schnelles Abwaschen mit kaltem Wasser.[137]

Für die Diät gibt er als gesündeste Nahrung Rindfleisch, gutes Weizen- oder Roggenbrot, Kuhmilch, wenig frische Butter und wenig Kochsalz an. Bei Fleisch rät er zu Rind, Hammel, Wild, älterem Huhn und junger Taube. Für nicht empfehlenswert hält er dagegen Gans, Ente, Schwein, gepökeltes

---

[134] CK, S. 131ff

[135] CK, S. 132

[136] CK, S. 133

[137] CK, S. 134

oder geräuchertes Fleisch, gewürzte Brühe, getrockneten, geräucherten oder salzigen Fisch, rohe gehackte Kräuter und alten faulen Käse.[138]

Für spezielle Beschwerden gibt er folgende diätetische Enthaltsamkeitsempfehlungen:[139]

– Nerven- oder Unterleibsleiden:	∅ Essig- & Zitronensäure, saures Obst in geringer Menge
– Schwache Menstruation:	∅ Safran, Zimt
– Geschwächtes Sexualvermögen:	∅ junge Hühner, Eier, reizende Gewürze, Vanille, Trüffel, Caviar (Palliative)
– Schwacher Magen:	∅ Zimt, Nelken, Pfeffer, Ingwer, bittere Dinge
– Schwache Verdauung:	∅ junges Kalbsfleisch
– Unterleibsbeschwerden, Verstopfung:	∅ blähende Gemüse

Bei der Getränkewahl plädiert Hahnemann für den Versuch der Umgewöhnung von Kaffee auf Getreidekaffee sowie für die Umstellung von chinesischem Tee auf unschädliche warme Getränke, da er sowohl den Kaffee, als auch den chinesischen Tee niemals als unschädlich für den Trinker betrachtet. Dies erklärt er durch das Naturgesetz, dass die Lebenskraft stets das Gegenteil der Wirkung einer Substanz auf den Organismus hervorbringt.

Da alkoholische Getränke nach ihrer stärkenden und wärmenden Erstwirkung eine gegenteilige Nachwirkung zur Folge haben, sind Branntwein und Bier zu untersagen. Beim Wein darf der Arzt mehr dulden und dem chronisch Kranken eine Mischung aus Wein und Zuckerwasser im Verhältnis 1:6 als gewöhnliches Getränk erlauben.[140] Als „Haupt-Pflicht" für chronisch Kranke gilt „Mäßigkeit in allen, selbst unschädlichen Genüssen".[141]

---

[138] CK, S. 138

[139] CK, S. 137

[140] CK, S. 134f

[141] CK, S. 138

Auch mit dem Rauchen zeigt sich Hahnemann in einigen Fällen nachsichtig. Er gestattet es in solchen Fällen, wenn der Patient bereits lange daran gewöhnt ist, keinen Speichel ausspuckt und die Geistesfunktion, der Schlaf und die Verdauung nicht unter dem Rauchen leiden. Das Tabakschnupfen, welches er für gefährlicher hält, duldet er dagegen nicht.[142]

Zu weiteren Ereignissen, welche die Kraft haben, die latente Psora zum Ausbruch zu bringen oder die Heilung zu behindern, zählt er

1. seelische Belastung,
2. zahlreiche allopathische Behandlungen,
3. Ausschweifungen.

Eine seelische Belastung wie Kummer, Ärger u. ä. hält Hahnemann für einen viel negativeren Einfluss auf die Heilungschancen eines Patienten als eine körperliche Überanstrengung. Daher sieht er den „Haupt-Gegenstand" der Sorgfalt und Menschenliebe des Arztes darin, das Gemüt des Kranken zu erheitern und ihm zu helfen, seine seelische Belastung zu entfernen. Dies beinhaltet auch den ärztlichen Einfluss auf die Angehörigen und die weitere Umgebung des Patienten. Wenn es dem Kranken nicht gelingt, seine Situation zu ändern oder sie gelassen ertragen zu lernen, beendige der Arzt die Behandlung, da stete Angriffe auf das Gemüt die Kur der Körperleiden verhindern und in solchen Fällen kein Erfolg zu erwarten ist.[143]

Für fast ebenso unheilbar hält Hahnemann jene Patienten, bei denen die Nebenwirkungen verschiedener allopathischer Therapieversuche bereits zu Organveränderungen geführt haben. Für solche Arzneikrankheiten kennt Hahnemann keine spezifischen Heilmittel, was er damit entschuldigt, dass sich die Homöopathie nie angemaßt hat, unmittelbar auf organische Fehler einzuwirken. Er empfiehlt für solche Arzneikrankheiten, zunächst bei gebesserter Lebensweise, geregelter Diät und dem Beginn einer antipsorischen Kur abzuwarten, bis sich die Veränderungen durch die

---

142 CK, S. 138

143 CK, S. 139f

Tätigkeit der Lebenskraft von selbst zurückgebildet haben und der Arzt das ursprüngliche Krankheitsbild wieder erkennen und behandeln kann.[144]

Ein weiteres Hindernis der Heilung sieht Hahnemann in der Schwächung der Jugend durch zerstörende Leidenschaften wie dem Missbrauch des Geschlechtstriebs, dem Glücksspiel u. ä. Jedoch wirke sich auch ein unterdrückter Geschlechtstrieb ungünstig auf chronische Krankheiten aus.

Bei der Wahl des Arzneimittels für chronisch Kranke empfiehlt Hahnemann, jedes Symptom, jede Beschwerde und alles, was von der Norm abweicht, zu beachten. Nach Gabe des homöopathischen Mittels gilt im Regelfall als oberstes Ziel, die Arznei auswirken zu lassen. Beim Entstehen einer mäßigen Beschwerde wie leichtem Kopfschmerz, Halsweh, o.ä. gebe der Arzt deshalb nicht direkt ein anderes Mittel. Sind die Beschwerden vor der Arzneigabe bereits einmal aufgetreten, sprechen sie für die Aufregung der Krankheit durch eine ähnliche und somit Hilfe versprechende Arznei, und es ist am günstigsten, nicht in den Verlauf einzugreifen. Handelt es sich um bisher unbekannte Symptome, teile der Arzt sie in geringfügige und lästige Schmerzen. Erstere lasse er unbeeinflusst vergehen, die Wirkung Letzterer versuche er durch die Gabe eines Antidots oder einer passenderen Arznei aufzuhalten. Erfährt der Kranke nach Einnahme der Arznei eine Gemütsverstimmung oder andere Symptome, die nicht zur Krankheit gehören, so wird eine weitere Gabe dieses Mittels ebenfalls nur Nachteile mit sich bringen. Kommt es direkt nach Mittelgabe zu einer Verschlimmerung der aktuellen Beschwerden, so erwartet der Arzt in den folgenden Tagen eine Verbesserung und nimmt eine beginnende Heilung an. Hält die Verschlimmerung in gleicher Stärke an, so spricht dies für eine zu große Gabe, durch welche keine Heilung erfolgen kann, und die Gabe eines Antidots oder einer anderen antipsorischen Arznei, welche die gegenwärtigen Symptome abdeckt, ist indiziert.

Wenn sich die Auswirkungen der zu großen Gabe gelegt haben, kann die ursprüngliche Arznei in kleinerer Gabe später noch einmal gegeben werden.[145]

---

[144] CK, S. 143f

[145] CK, S. 146–149

Die typischen Fehler der homöopathischen Ärzte sieht Hahnemann darin,

1. die Gabe für zu klein zu halten,
2. das falsche Mittel zu wählen,
3. ein Mittel nicht auswirken zu lassen.

Zu 2.: Bei der Arzneimittelwahl sind der gesamte Zustand mit Veranlassung und Unterhaltungsursache des Übels, Lebensweise, Geistes-, Gemüts- und Körperbeschaffenheit sowie alle Symptome des Patienten mit einzubeziehen, und die Fallrepertorisation ist durch ein Studium der Arzneimittellehre zu ergänzen.

Zu 3.: Eine neue Mittelgabe kann keine so gute Wirkung erzielen wie ein Auswirkenlassen des ersten Mittels. Je langwieriger und tiefer eine Krankheit ist, desto länger wirken die antipsorischen Arzneien. Bei akuten Krankheiten haben die homöopathischen Mittel eine kurze Wirkdauer, bei chronischen Krankheiten sind die Mittel 30–50 Tage und mehr wirksam.[146] In der Therapie chronischer Krankheiten erfolgt eine Besserung häufig um den 8. bis 10. Tag nach Mittelgabe mit anschließender Verschlimmerung, das heißt wellenartig. Bei lang bestehenden chronischen Leiden tritt eine Linderung der Symptome jedoch oft erst nach 21–30 Tagen ein. Solange eine Besserung anhält, soll keine neue Mittelgabe erfolgen. Dies wird erst nötig, wenn alte Symptome in milderer Form wieder auftreten.[147] Eine plötzliche auffallende Verbesserung der chronischen Krankheit in den ersten Tagen nach Arzneigabe lässt eine palliative Wirkung vermuten. Da man in diesem Fall eine Verschlimmerung der ursprünglichen Krankheit erwartet, ist die Gabe eines Antidots oder einer passenderen Arznei indiziert. Ausnahmen bilden die Arzneien, welche für ihre Wechselwirkungen bekannt sind (z. B. Ignatia). Bei diesen kann auch eine zweite Gabe zu langanhaltender Gesundung führen.[148] Die Wiederholung einer Arznei ist nur dann erlaubt, wenn eine anfängliche Besserung nach 7–14 Tagen still-

[146] CK, S. 149–151
[147] CK, S. 151
[148] CK, S. 156

steht. Solch ein Verlauf ist eher für akute Krankheiten typisch, weshalb die Wiederholung einer Gabe am ehesten während eines frischen Krätzeausschlages angezeigt ist. Hierbei sollte bei jeder Wiederholung eine andere Potenz gewählt werden (C30, C18, C24, C12,...). Grundsätzlich rät Hahnemann von der unmittelbar wiederholten Gabe eines Antipsorikums ab.[149] Bei langwierigen, verwickelten chronischen Krankheiten jedoch hält er eine Gabe Schwefel oder Schwefelleber je nach Symptombild von Zeit zu Zeit für nötig. Es spricht für eine falsche Arzneiwahl, wenn bei der Kur einer chronischen Krankheit rasch aufeinanderfolgend viele Antipsorika nötig werden. Hahnemann warnt besonders bei Personen, die dem Arzt am Herzen liegen, vor Übereilung.[150] Äußerst reizbare Kranke lässt er nur an der Arznei riechen, was die Dosierung eines Gegenmittels, ebenfalls riechend, besser möglich macht. Patienten, welche regelmäßig nach Medizin verlangen, gibt er als Placebo täglich eine Gabe Milchzucker.[151]

Ferner kennt Hahnemann sogenannte „Zwischenkrankheiten", welche durch epi- oder endemische Ursachen sowie plötzliche Ereignisse seelischer oder körperlicher Überforderung entstehen können. Diese fordern den Aufschub einer antipsorischen Behandlung und die Gabe einer passenden Arznei, bis die Zwischenkrankheit weicht und die Symptome des chronischen Leidens wieder hervorkommen. Fast alle endemischen Zwischenkrankheiten beruhen in ihrer Hartnäckigkeit auf dem Boden einer Psora-Krankheit, weshalb die antipsorische Behandlung vom Beginn an im Vordergrund steht. Auch im Falle einer verzögerten Heilung epidemischer Fieber benötigt es häufig eine antipsorische Nachbehandlung. Eine solche „Zwischenkrankheit" kann jedoch auch erst zum Ausbruch einer bis dahin latenten Psorakrankheit führen und deshalb einer anschließenden antipsorischen Behandlung bedürfen.[152]

Während des Heilungsprozesses chronischer Krankheiten weichen die zuletzt aufgetretenen Symptome zuerst und die ältesten Symptome am

---

[149] CK, S. 157f

[150] CK, S. 158f

[151] CK, S. 159

[152] CK, S. 163–168

Ende. Aufgrund dieser Tatsache kann ein lästiges Symptom des Kranken oft nicht als erstes beseitigt werden.

Auch bei der Behandlung wiederkehrender Anfallsleiden wie der Hysterie oder Epilepsie muss der Arzt nach Sistieren der Anfälle auf die vollständige Heilung der inneren Psora achten, um eine dauerhafte Gesundheit des Patienten zu erreichen.[153]

Um die Kur eines Patienten genauer verfolgen zu können, empfiehlt Hahnemann, ein Patiententagebuch führen zu lassen. In diesem soll der Patient alle seine Symptome aufschreiben und dabei bereits bekannte, wiederkehrende Symptome einmal, sowie neue, bisher unbekannte Symptome zweimal unterstreichen. Dadurch wird zum einen sichtbar, ob das Arzneimittel treffend gewählt wurde, und zum anderen der Behandlungsverlauf dokumentiert. Für die Therapie ist es wichtig, dass die antisporische Behandlung solange fortsetzt wird, bis die letzten Spuren der Krankheit verschwunden sind, da auch der kleinste Rest nicht von selbst heilen kann.[154]

Die Natur der chronischen Krankheiten verbietet Hahnemann zufolge ein schnelles Heilen. Für ihn heilt eine zehn- bis dreißigjährige Krankheit „schnell“ in ein bis zwei Jahren, wobei die Heilung eines älteren Patienten allgemein länger dauert als die eines jüngeren. Als Grundvoraussetzung jeder Heilung erwartet Hahnemann eine Kräftezunahme des Kranken.[155]

Die Arzneieinnahme geschieht am besten früh morgens, trocken auf der Zunge, mit anschließender einstündiger Ruhe, ohne zu essen, zu trinken, zu schlafen und ohne Gemüts- oder Geistbewegungen. Sofern eine stärkere Wirkung benötigt wird, ist die Arznei in Wasser aufzulösen und über zwei bis drei Tage verteilt in kleinen Portionen auszutrinken. Dabei ist diese Lösung vor jeder erneuten Einnahme einmal umzurühren.

Für Frauen ist zu beachten, dass sie die Arznei nicht kurz vor oder während ihrer Menstruation einnehmen. Erst ab dem vierten Tag der Periode ist die Einnahme eines homöopathischen Mittels sinnvoll. Wenn die Menstruation zu kurz, zu stark oder zu lang ausfällt oder die Frau während der Periode sehr empfindlich und nervenschwach wirkt, lasse man

153 CK, S. 168

154 CK, S. 168f

155 CK, S. 170

die Frau am vierten Tag ihrer Regel an der Arznei Nux vomica riechen und behandle sie erst vier bis sechs Tage später mit dem für sie passenden Antipsorikum.

Während einer Schwangerschaft offenbaren sich die Symptome chronisch kranker Frauen oft deutlicher, aber auch die homöopathischen Arzneien wirken häufig besonders gut. Deshalb ist eine antipsorische Kur während der Schwangerschaft besonders wichtig. Ist ein Säugling behandlungsbedürftig, erhält er seine Arznei über die Mutter- bzw. die Ammenmilch.[156]

Die Lebenskraft selbst bringt zur Beschwichtigung einer chronischen Krankheit nur „Palliative" wie Durchfall, Schweiße, Geschwüre und anderes hervor. Diese Palliative bringen zwar eine vorübergehende Erleichterung mit sich, führen aufgrund ihres Säfte- und Kräfteverlustes jedoch insgesamt zu einem Fortschreiten der chronischen Krankheit. Weil das allöopathische Vorgehen der Mediziner zu Hahnemanns Zeit diese Palliative nachahmt, verbietet Hahnemann therapeutische Maßnahmen wie Aderlass, Abführen, Schwitzbäder und dergleichen. Eine Ausnahme bildet seine Erlaubnis von Klistieren mit lauwarmem Wasser bei drei- bis viertägigen Stuhlverstopfungsbeschwerden. Solche Klistiere sollten jedoch nur zur Beginn einer homöopathischen Behandlung nötig sein.[157]

Als Kleidung für chronisch Kranke rät er zu Leinen, gefolgt von Baumwolle vor Schafwolle.

Zur Behandlung von Lähmungen empfiehlt er, das gelähmte Körperteil für ein bis drei Minuten mit 10 °C kaltem Wasser zu begießen.[158]

Die Arzneien

Im Gegensatz zur Sykosis und Syphilis, für deren Heilung Hahnemann nur wenige Arzneien heranzieht, nutzt er zur Therapie der unzähligen psorischen Krankheitsbilder eine weitaus größere Anzahl von Heilmitteln. Die Arzneien, welche zur Heilung chronischer Krankheiten psorischen

[156] CK, S. 171–173
[157] CK, S. 173–175
[158] CK, S. 175f

Ursprungs beitragen, nennt er „Antipsorika". Diese findet er zum einen in Substanzen, die bei Arzneimittelprüfungen am Gesunden Symptome der Psora-Krankheit hervorbrachten, und zum anderen in Arzneien, welche bereits für die Heilung bestimmter Krankheiten anerkannt waren, denen er nun einen psorischen Ursprung zuweist. In den Arzneimittelprüfungen stellten sich als wichtige Antipsorika die meisten „Erden, Kalien und Säuren" sowie die aus ihnen zusammengesetzten Neutralsalze und verschiedene Metalle heraus. Phosphor und andere brennbare Substanzen zieht er aufgrund ihrer Ähnlichkeit mit dem Hauptantipsorikum Schwefel ebenfalls zur Anwendung heran.[159]

Die Arzneiherstellung der Homöopathie beschreibt Hahnemann als ein Verfahren, welches die innewohnenden Kräfte der rohen Arzneisubstanzen stufenweise zu entwickeln versteht. Über die Zubereitung der Naturstoffe, welche aus dem Verreiben der Ausgangssubstanz und anschließendem Verdünnen und Verschütteln besteht, kommt es zu einer Veränderung des physikalisch-chemischen Verhaltens der Naturstoffe: Zuvor nicht lösbare Rohstoffe wie Petrolium, Metalle und Marmor werden in Wasser oder Weingeist lösbar und zuvor unwirksame Substanzen wie Gold, Quarz oder unbedeutend wirksame wie Lycopodium (Bärlapp) und Natrium muriaticum (Kochsalz), sogar zerstörende Substanzen wie Arsen und Quecksilber werden mild und heilkräftig. In einer Hochpotenz ist eine Neutralisationsreaktion sodann nicht mehr möglich und die Arzneien werden jahrelang wirksam.[160] Exakte Hinweise zur homöopathischen Arzneizubereitung gibt Hahnemann über weitere sechs Seiten.[161]

Am Ende des Abschnittes „Die Arzneien" betont Hahnemann, dass sich unter den Antipsorika keine isopathischen Arzneien befinden. Zwischen Idem (ein und dasselbe) und Simillimum (das Ähnlichste) besteht für ihn ein bedeutender Unterschied. Dies erklärt er am Beispiel, dass nur der potenzierte und somit auch modifizierte „Krätzstoff" an der Person, der er entnommen wurde, eine Wirkung entfaltet, nicht jedoch der rohe. Daraus

[159] CK, S. 177–179

[160] CK, S. 179–182

[161] CK, S. 182–188

schließt er, dass es sich bei ihm nicht mehr um ein Idem, sondern nur noch um ein Simillimum handeln kann.[162]

3.5 Zusammenfassung der Hypothesen Hahnemanns

Hahnemann war es trotz einer stetig wachsenden Anzahl an homöopathischen Arzneien bis ins Jahr 1816 nicht gelungen, die unzähligen unvenerischen chronischen Krankheiten mit Hilfe einer gutgewählten homöopathischen Arznei dauerhaft zu heilen. Deshalb vermutet er, dass hinter den wiederkehrenden chronischen Krankheiten eine Urkrankheit stecken muss. Er beobachtet, dass der Beginn einer chronischen Krankheit häufig mit einem Krätzeausschlag zusammenfällt und dass eine chronische Krankheit meist dann ausbricht, wenn ein Krätzeausschlag mithilfe äußerlicher Mittel von der Haut vertrieben wird. Ist in der Eigenanamnese des Patienten kein Krätzeausschlag zu eruieren, so findet er diesen meist in der Familienanamnese.

Dies veranlasst ihn dazu, die von ihm gefundene Urkrankheit „Psora" zu nennen, da der Begriff „Psora" damals gleichbedeutend mit dem Begriff „Krätze" verwendet wurde. Nach seiner Auffassung ist die „Krätze" in den meisten Fällen[163] die Ursache oder Erstmanifestation der individuellen chronischen Erkrankung.[164] Ab diesem Zeitpunkt beruhen für Hahnemann alle chronischen Krankheiten auf einem der drei chronischen Miasmen „Psora", „Syphilis" oder „Sykosis". 7/8 aller chronischen Krankheiten führt er auf das psorische Miasma zurück, das verbleibende Achtel auf das Miasma der „Syphilis", der „Sykosis" oder auf eine Mischung von zwei oder drei der chronischen Miasmen.

Chronisch-miasmatische Krankheiten sind für ihn all jene, welche durch Ansteckung übertragen werden und ohne ärztliche Hilfe bis zum Tod fortbestehen. Die Ansteckung mit einem Miasma geschieht seiner Meinung nach während eines Augenblickes. Dann breitet sich zunächst die

---

[162] CK, S. 188

[163] nach Hahnemann in 87,5% der Fälle.

[164] vgl. Kapitel 3.3

innere Krankheit im Körper aus, bevor die Lebenskraft am Ort der Ansteckung ein Lokalsymptom auf der Haut produziert, um sich von der inneren Krankheit zu erleichtern. Aus diesem Grund erfordert die Heilung des Lokalsymptoms immer auch der Behandlung der inneren Krankheit. Solange das Lokalsymptom auf der Haut besteht, bleibt die innere Krankheit latent. Der Patient verspürt während dieses Zeitraums höchstens leichte Beschwerden, oft fühlt er sich gesund. Die innere Krankheit wächst jedoch parallel zum Wachstum des Lokalsymptoms an.

Erst wenn der von der latenten Krankheit betroffene Patient ungesunden Lebensverhältnissen ausgesetzt ist, kommt es zum Ausbruch der sekundären Symptome der Psorakrankheit. Diese können, unterschiedlich je nach Konstitution, Erbanlage, Lebensweise, Diät und weiteren modifizierenden Faktoren des Individuums, die verschiedensten chronischen Krankheiten bilden.

Für die Heilung chronischer Krankheiten kommen mit dem Erforschen der Urkrankheit „Psora" neue Arzneimittel in die homöopathische Apotheke hinzu. Diese, auf die Behandlung der Psorakrankheit abgestimmten Mittel nennt Hahnemann antipsorische Arzneien. Zur Wahl des passendsten homöopathischen Heilmittels berücksichtigt er den gesamten Zustand des Patienten mit Veranlassung und Unterhaltungsursache des Übels, Lebensweise, Geistes-, Gemüts- und Körperbeschaffenheit sowie allen Symptomen des kranken Menschen. Zusätzlich achtet er bei der Therapie chronischer Leiden besonders auf die Diät und die Lebensweise sowie auf die psychosoziale Situation des Patienten. Hierbei gilt als oberstes Gebot, den chronisch Kranken zur Mäßigkeit in allen Taten und Genüssen zu erziehen.

Der Arzt hat die Aufgabe, dem Patienten Ratschläge für eine gesunde Diät und Lebensführung zu geben. Seelische Belastungen, zahlreiche allopathische Behandlungen (wie Aderlässe, Brech- und Abführmittel) sowie eine ausschweifende Lebensweise können der Heilung als Hindernisse im Weg stehen. Der Arzt muss sich daher auch dafür verantwortlich fühlen, dem Patienten dabei zu helfen, eventuelle Heilungshindernisse aus dem Weg räumen zu können. Hahnemann betont hierbei, wie wichtig es ist, auf die Ausführbarkeit der Lebensumstellungen durch den Patienten zu achten.

Zur Beobachtung des Krankheitsverlaufes, beziehungsweise des Heilungsprozesses, empfiehlt er ein Patiententagebuch führen zu lassen. Dies erleichtert im Arzt-Patienten-Gespräch, den aktuellen Status des Krankheitsverlaufes festzustellen und das weitere Vorgehen danach auszurichten.

4. Analyse der Hypothesen Hahnemanns

4.1 Das „Miasma" Hahnemanns

Samuel Hahnemann verwendet den Begriff „Miasma" ähnlich der allgemeinen Bedeutung seiner Zeit. Im Gegensatz zu seinen Zeitgenossen trennt er jedoch nicht streng zwischen den Begriffen Miasma, Contagium und Virus. Während Hahnemanns Zeitgenosse Boissier de Sauvage die Syphilis und die Krätze zu den „Viruskrankheiten" zählt, da sie seiner Meinung nach im Körper entstehen und direkt übertragen werden, rechnet Hahnemann die Syphilis und die Krätze zu den miasmatischen Krankheiten. Die Bezeichnung „miasmatisch" verwendet er für alle ansteckenden Krankheiten.[165] Eine genauere Unterteilung trifft Hahnemann darin, dass er die miasmatischen Krankheiten in akute und chronische einteilt. Beiden gemeinsam sind der Charakter der Ansteckung sowie das Erscheinen eines Lokalsymptoms.[166] Die Abweichung der akuten miasmatischen Krankheit von der chronischen besteht darin, dass sie nach Überwinden der Krisis[167] von selbst ausheilen kann, während bei einer chronisch miasmatischen Krankheit ohne ärztliche Kunst keine Ausheilung stattfinden kann, da das Miasma lebenslang im Organismus anwächst.[168] Zu den akuten Miasmen zählt Hahnemann die typischen Kinderkrankheiten wie Masern, Keuchhusten, Scharlach, Mumps und Pocken sowie die Infektionskrankheiten Pest, Gelbfieber, Cholera und ähnliche[169]. Als chronische Miasmen gelten für Hahnemann nur die drei Miasmen „Psora", „Syphilis" und „Sykosis".

---

165 vgl. Klunker W 1998, S. 181; Wegener A 2000, S. 224; Wischner M 2000, S. 76

166 beispielsweise das Scharlachexanthem als Lokalsymptom des Scharlachs oder der Schanker als Lokalsymptom der Syphilis

167 *krisis* (gr.) = Entscheidung, Trennung (engl.: *crisis*); schneller Fieberabfall bei Infektionskrankheiten, der innerhalb 24 Stunden zu normaler oder subnormaler Temperatur führt und die Genesung einleitet.

168 CK, S. 46; s.a. CK, S. 7 und Organon § 78

169 ORG 6, § 73

4.2 Natürliche und uneigentliche chronische Krankheiten

Hahnemann definiert alle Krankheiten, die im Laufe des Lebens stetig zunehmen, nie von alleine heilen und auch bei bester Lebensordnung und Diät nicht besiegt werden können, als chronische Krankheiten.[170] Er teilt sie im *Organon* 6 in drei Untergruppen ein.

Chronische Krankheiten

1. Verursacht durch chronische, ungesunde Lebensweise.[171]
2. Verursacht durch Arzneien oder medizinische Kunstfehler.[172]
3. Erworben durch miasmatische (Psora, Syphilis, Sykosis) Ansteckung oder Vererbung.[173]

Hahnemann nennt die erste Untergruppe uneigentliche chronische Krankheiten. Da sie bei gebesserter Lebensweise von selbst vergehen, plädiert er dafür, sie aus diesem Grund nicht als chronische Krankheit zu bezeichnen.

> Uneigentlich werden diejenigen Krankheiten chronische benannt, welche Menschen erleiden, die sich fortwährend **vermeidbaren** Schädlichkeiten aussetzen, gewöhnlich schädliche Getränke oder Nahrungsmittel genießen, sich Ausschweifungen mancher Art hingeben, welche die Gesundheit untergraben, zum Leben nöthige Bedürfnisse anhaltend entbehren, in ungesunden, vorzüglich sumpfigen Gegenden sich aufhalten, nur in Kellern, feuchten Werkstätten oder andern verschlossenen Wohnungen hausen, Mangel an Bewegung oder freier Luft leiden, sich durch übermäßige Körper- oder Geistes-Anstrengungen um ihre Gesundheit bringen, in stetem Verdrusse leben, u.s.w. Diese sich selbst zugezogenen Ungesundheiten vergehen, (wenn nicht sonst ein chroni-

170 CK, S. 7
171 ORG 6, § 77
172 ORG 6, § 74, § 204
173 ORG 6, § 78. Bezüglich Hahnemanns Vererbungsbegriff s. Kapitel 4.9.

sches Miasm im Körper liegt) bei gebesserter Lebensweise von selbst und können den Namen chronischer Krankheiten nicht führen.[174]

Die zweite Untergruppe chronischer Krankheiten, welche durch chronische Arzneivergiftungen aufgrund wiederholter hoher Gaben allopathischer Arzneien oder durch „oft jahrelange Schwächungen (durch Blut-Verschwenden, Abmergelung durch Haarseile und Fontanelle)"[175] verursacht sind, gelten für Hahnemann als die „traurigsten, die unheilbarsten"[176]. Er kennt für sie keine homöopathischen Heilmittel.[177]

Nur die durch ein Miasma[178] erzeugten Leiden zählen für Hahnemann zu den natürlichen chronischen Krankheiten.[179] Ihnen und ihrer Heilung widmete er sein Werk *Die chronischen Krankheiten*.

Hahnemanns Hypothesen, wie beispielweise jene von den drei Miasmen als Ursachenerklärung für alle chronischen Krankheiten, wirken auf den ersten Blick weit hergeholt. Wie Hahnemann zu seinen Hypothesen gelangen konnte, und wie sie im Einzelnen am originalgetreusten zu verstehen sind, vermag allein eine historische Einordnung zu klären.

In den folgenden Kapiteln werden Hahnemanns Hypothesen daher in die Zeit des 18. und 19. Jahrhunderts eingeordnet, um, nach einem Verständnis ihrer damaligen Bedeutung, beurteilen zu können, ob sie aus heutiger Perspektive noch eine Berechtigung haben. Die Kapitelreihenfolge orientiert sich dabei am gedanklichen Aufbau von Hahnemanns Theorie.

---

[174] ORG 6, § 77 (ORG 4: § 70, ORG 5: § 77)

[175] ORG 6, § 76

[176] ORG 6, § 75

[177] Wischner (2000) stellt an diesem Punkt die beachtenswerte Frage, ob Hahnemann der Allopathie nicht immer dann eine Sündenbockfunktion zuschreibt, wenn er mit seiner homöopathischen Therapie an Grenzen stößt.

[178] (Psora, Syphilis oder Sykosis)

[179] ORG 6, § 78

4.3 Die „Syphilis" – Der Prototyp des chronischen Miasmas Hahnemanns

Im Gegensatz zur heutigen Situation war die Syphilis zu Hahnemanns Zeit ein alltägliches Vorkommnis. Noch bevor Hahnemann seine homöopathische Lehre entwickelt hatte, publizierte er 1789 bereits eine wissenschaftliche Niederschrift über die Syphilis[180], welche neben der Pathologie der Syphilis ein neues Quecksilberpräparat (Hydrargyrum oxydulatum nigrum)[181] für ihre Behandlung präsentierte. Wie seinen Zeitgenossen war ihm 1789 die Übertragbarkeit der Syphilis durch Geschlechtsverkehr bereits bekannt, eine Unterscheidung zwischen Gonorrhö und Syphilis traf er damals jedoch nicht.[182] Allgemein wurde im 18. Jahrhundert noch nicht zwischen Syphilis und Gonorrhö unterschieden, vor allem, weil Hunter[183] im Jahre 1767 mit einem Impfversuch die Identität scheinbar bewiesen hatte. Bell und Cooper[184], die dagegen die Gonorrhö bereits als eigenständige Erkrankung ansahen, konnten sich mit ihren Ansichten nicht allgemein durchset-

---

[180] Hahnemann S. Unterricht für Wundärzte über die venerischen Krankheiten, nebst einem neuen Quecksilberpräparate (292 Seiten). Leipzig, 1789

[181] Heute in der Homöopathie bekannt als Mercurius solubilis.

[182] Als Lokalsymptome beschreibt Hahnemann sowohl Symptome der Syphilis, als auch der Gonorrhö. Ein sekundäres sowie ein tertiäres Stadium sind Hahnemann bekannt, wogegen ihm und seinen Zeitgenossen das Quartärstadium der Neurosyphilis noch unbekannt ist.
Wegener (2000) schreibt dazu: „Eine Verwechslung mit der Syphilis ist u. a. möglich, da es im Rahmen einer benignen Gonokokkensepsis (bei der postgonorrhoischen Urethritis) zum Eindringen von Gonokokken in die Blutbahn und zur hämatogenen Aussaat kommen kann. Neben einer Monoarthristis finden sich dabei häufig hämorrhagische Pusteln auf erythematösen Grund, vor allem im Bereich der Handteller und Fußsohlen, verbunden mit septischen Temperaturen, die evtl. an die palmo-plantaren Syphilide der Lues II erinnern."

[183] John Hunter (1728–1793) war ein bedeutender Anatom und Chirurg aus Großbritannien. Hunter war einer der Hauptfiguren bei der Umwandlung der Chirurgie aus einem Handwerk in eine experimentelle Wissenschaft.

[184] Benjamin Bell (1749–1806) und Astley Cooper (1768–1841)

zen. Erst der Venerologe Ricord[185] konnte den Versuch Hunters 1839 durch eigene Impfversuche wiederlegen.[186]

Mit seinem Aufsatz „Ueber venerische Krankheiten und ihre Cur"[187] gab Hahnemann 1809 eine zweite Schrift über die Syphilis heraus. Auch hierin vermutete er, dass bei der Syphilis – je nach Ansteckungsstelle – als Hauptübel der Tripper oder der Schanker auftraten. Die Krankheitsentitäten Syphilis und Gonorrhö wurden also auch 1809 noch nicht getrennt.

Sieben Jahre später verfasste Hahnemann 1816 eine dritte Abhandlung über die Syphilis.[188] In dieser erwähnte er keine Symptome der Gonorrhö mehr. Er schien die Syphilis zu diesem Zeitpunkt somit als eigenständige Erkrankung anzusehen.[189] Welcher Grund ihn zwischen 1809 und 1816 überzeugt haben mag, die Syphilis von der Gonorrhö zu unterscheiden, geht aus seinen Schriften nicht hervor.

Hahnemann beschrieb bereits 1816 den gleichen Syphilisbegriff, welchen er im Jahre 1828 in seinem Werk *Die chronischen Krankheiten* als den Prototyp der chronisch miasmatischen Krankheit erläutert, dessen Eigenschaften er später auf die Urkrankheit der Psora überträgt. Seinen Syphilisbegriff von 1816 beziehungsweise von 1828 leitet er von den akuten miasmatischen Ausschlagskrankheiten ab, „wobei vom Unterschied der Chronizität abgesehen wird".[190] Die Ansteckung mit dem Miasma geschieht „wahrscheinlich in einem Augenblicke" durch „Berührung und Einreibung" beim „unreinen Beischlafe".[191] Der Schanker tritt, analog zum Aus-

---

185 Philippe Ricord (1800–1889)

186 Es brauchte noch weitere 62 Jahre nach Hahnemanns Tod bis der spezifische Syphiliserreger Spirochaeta pallida 1905 von Schaudinn und Hoffmann isoliert wurde. Ein Jahr später konnte er mit Hilfe der Wassermann-Reaktion im Blut nachgewiesen werden. Ab 1940 erfolgt die medikamentöse Behandlung mit Penicillin.

187 Hahnemann S. Ueber die venerischen Krankheiten und ihre Cur. Allg. Anz. d. Dt. (1809). In: KMS, S.519–530

188 Hahnemann S. Belehrung über die venerische Krankheit und ihre gewöhnliche unrechte Behandlung. Allg. Anz. d. Dt. (1816) In: KMS, S. 656–665

189 vgl. Klunker W 1983, S. 13

190 Klunker W 1983, S. 13

191 CK, S. 63 und S. 46

schlag der Ausschlagskrankheiten, nicht eher hervor, „als bis der ganze Organismus [...] vollkommen angesteckt ist“.[192] Nach vollendeter Ansteckung ist die therapeutische Beseitigung des Schankers daher nicht nur sinnlos, sondern nach Meinung Hahnemanns zugleich auch gefährlich, da er davon ausgeht, dass mit Vernichtung des stellvertretenden Lokalsymptoms die Lustseuche ausbricht.[193] Auch mit dieser Ansicht befand Hahnemann sich auf dem Standpunkt vieler seiner Zeitgenossen. So schrieb beispielsweise Fabre[194] 1786: „Die Lustseuche erfolge stets auf die örtliche Vertilgung des Schankers.“ Und Hunter, nachdem der Schanker benannt wurde, meinte 1787 beweisen zu können, dass die Syphilis das regelmäßige Ergebnis der lokalen Zerstörung des Schankers sei. Hahnemann vertrat mit dieser Hypothese demzufolge eine Meinung, die unter den Wortführern der Medizin seiner Zeit verbreitet war. Daher ist diese Hypothese als eine Anschauung der Medizin des späten 18. und beginnenden 19. Jahrhunderts einzuordnen.

In der 6. Auflage des *Organon* von 1842 erwähnt Hahnemann die Syphilis in zehn Paragraphen.[195] Aus diesen geht hervor, dass sich in Hahnemanns letzter Syphiliskonzeption von 1842 gegenüber seinen Schriften von 1816 und 1835 grundsätzlich nichts geändert hat.[196]

Heute können wir nicht mehr behaupten, dass der Übergang in das sekundäre Stadium der Syphilis allein auf eine Vertreibung des Schankers zurückzuführen ist. Denn nach dem aktuellen Stand der Wissenschaft, kann das sekundäre Stadium der Syphilis auch schon bei noch bestehendem Schanker einsetzten. Ebenso wenig können wir hinter Hahnemanns Aussage der mehrjährigen Persistenz des Schankers[197] stehen, welcher vor einem Ausbruch der Lustseuche schützen soll. Denn der Schanker wird

---

[192] Hahnemann 1816, KMS, S. 657

[193] Hahnemann 1816, KMS, S. 660; CK, S. 108–109

[194] Pierre Fabre war Prevot der Wundärzte von Paris und Mitglied der königlichen Akademie. Er schrieb 1786 eine vollständige Abhandlung von der Erkenntnis und Kur der venerischen Krankheit.

[195] §§ 29 Anmerkung, 40, 41, 79, 197, 201, 204, 206, 277 Anmerkung, und 282 Anmerkung

[196] vgl. Klunker W 1983, S. 14

[197] CK, S. 110

heute höchstens einige Monate gesehen, worauf das primäre Stadium immer, ob äußerlich behandelt oder nicht, vom sekundären Stadium der Syphilis abgelöst wird.[198] Dadurch, dass der Schanker den Ausbruch der Lues II nicht verhindert, lässt sich das Konzept des beschwichtigenden Lokalsymptoms für die Syphilis nicht aufrechterhalten. Auch Hahnemanns Angabe, dass die Syphilis erst mit dem Tode erlöschen würde, kann durch die Arbeit Bruusgaards von 1929 widerlegt werden, da aus ihr hervorgeht, „daß der Organismus selbst in einem nicht geringen Prozentsatz über Abwehrkräfte von derartiger Stärke verfügt, daß sie nicht bloß die Infektion in Schach halten, sondern die Krankheit vollständig überwinden können."[199] Recht behält Hahnemann allein mit seinem Standpunkt, die äußerliche Entfernung des Schankers für unsinnig zu erklären.

Wie ist Hahnemanns Syphilisbegriff demzufolge aus heutiger Sicht zu verstehen?

Der Syphilisbegriff ist bei Hahnemann ein rein medizinischer Begriff, welcher Ätiologie, Erscheinungsbild und Verlauf dieser Krankheit umfasst. Als medizinischer Begriff ist er dem medizinischen Fortschritt unterworfen und verlangt durch den heutigen Syphilisbegriff[200] ersetzt zu werden. Da-

---

198 Stauber M 2001: „Lues II: Etwa in der 9. Woche post infectionem manifestiert sich die Generalisierung in Allgemeinsymptomen, generalisierten Lymphknotenschwellungen und einem makulösem, nicht juckenden Exanthem."

199 Bruusgard E. Über das Schicksal der nicht spezifisch behandelten Luetiker. Arch. Derm. 157 (1929): 331. Zitiert nach Klunker W. 1983, S. 15

200 Harrisons Innere Medizin, 2003: „Die Syphilis ist eine von Treponema pallidum Subspezies pallidum verursachte, üblicherweise sexuell übertragene, chronische Allgemeininfektion, die von einem Wechsel aktiver Krankheitsphasen mit Latenzperioden gekennzeichnet ist. Nach einer Inkubationszeit von zwei bis sechs Wochen erscheint der Primäreffekt (Schanker), der von einer Lymphadenopathie begleitet wird. Ein bakteriämisches Sekundärstadium ist durch generalisierte Lymphadenopathie gekennzeichnet. Dem folgt eine mehrere Jahre währende Latenzperiode mit subklinischer Infektion. In etwa einem Drittel der unbehandelten Fälle ist das Tertiärstadium durch fortschreitend-destuktive mukokutane, muskoskelettale oder parenchymatöse Läsionen, eine Aortitis oder symptomatische Erkrankungen des Zentralnervensystems (ZNS) charakterisiert."

her muss der unbestimmte Begriff des Miasmas als Auslöser der Syphilis heute als überholt aufgegeben und durch den spezifischen Erreger Treponema pallidum ersetzt werden. Das Abstraktum des „syphilitischen Miasmas", wie es heute in der Homöopathie allgemein Verwendung findet, geht weit über den Begriff Hahnemanns hinaus und hat wenig mit seinem ursprünglichen Begriff zu tun. Es sollte daher eine klare Begriffstrennung stattfinden.

4.4 Die „Sykosis" – Das „Feigwarzen-Miasm"

Im Teil „Heilung der chronischen Krankheiten" beginnt Hahnemann mit der Beschreibung des Miasmas, welches laut ihm „die bei weitem wenigsten, chronischen Krankheiten erzeugte"[201]: das „Feigwarzen-Miasm"[202]. Dessen Gestalt und deren Behandlungsmöglichkeiten fasst er auf vier Seiten zusammen. Er schildert die „Feigwarzenkrankheit"[203], ebenso wie die Syphilis und die Psora, als eine im Körper bestehende Krankheit mit zugehörigem Lokalsymptom. Im Falle der „Sykosis" handelt es sich beim Lokalsymptom um „an den Zeugungs-Theilen entstandene [...] Auswüchse"[204], das heißt, ebenso wie bei der „Syphilis", um eine venerische Krankheit. Die Auswüchse beschreibt Hahnemann als „leicht blutend". Er beobachtet, dass sie „in Form eines Hahnenkamms oder des Blumenkohls [...] beim Manne auf der Eichel und an, oder unter der Vorhaut aufsprießen" und „beim Weibe [...] die Umgebungen der Scham und die dann geschwollene Scham selbst, oft in großer Menge, überziehn".[205] Dies Beschreibung passt heute am bes-

---

201 CK, S. 104

202 CK, S. 105

203 „Feigwarzenkrankheit" benutzt Hahnemann gleichbedeutend mit dem Begriff „Sykosis".

204 CK, S. 104

205 CK, S. 104

ten auf die uns bekannten Condylomata acuminata[206], deren Erreger das Papillomavirus ist.

Unabhängig davon dachte Hahnemann jedoch auch, dass die „Feigwarzenkrankheit" ihren Lauf „gewöhnlich [...] unter Ausfluß einer Art Trippers aus der Harnröhre" nimmt.[207] Deshalb unterschied er den gewöhnlichen, „gemeinen [...] Tripper"[208] von einem „vom Feigwarzen-Miasm abhängige[n] Tripper". Nach Hahnemanns Meinung geschieht das Auftreten des „gemeine[n] Tripper[s]" unabhängig von einem chronischen Miasma. Dieser reize die Harnröhre nur örtlich, befalle jedoch nicht den ganzen Organismus. Der „vom Feigwarzen-Miasm abhängige Tripper" dagegen zählte für ihn zum inneren Leiden der „Sykosis" Bei diesem sei daher der gesamte Organismus mitbetroffen.

Unter „Sykosis" versteht Hahnemann demzufolge eine innere Feigwarzenkrankheit, die als Lokalsymptom die Feigwarzen mit oder ohne begleitenden Tripper produziert. Wegener vermutet, dass der „gemeine Tripper" bei Hahnemann der „Gonorrhoe[209], ohne ihre Komplikation mit

---

[206] Condylomata acuminata (Kondyl-; -om) npl: Feig- od. Feuchtwarzen; benigne Epitheliome viraler Genese mit fast ausschl. genitoanaler Lok. [...] Err.: Papillomavirus Typ 6 u. 11, selten 16, 18, 31, 32, 42–44 u. a.; durch Geschlechtsverkehr übertragbar; Inkubationszeit: 4Wo. bis zu mehreren Monaten. [...] Aus stecknadelkopfgroßen Knötchen entstehen blumenkohl- u. hahnenkammartige, papilläre Wucherungen. Ther.: lokale Anw. von Podophyllotoxin u. Ätzmitteln, Elektrokoagulation, CO2-Laser, Kürettage; Partnerbehandlung; evtl. Proph. mit Interferon-a bei häufigen Rezidiven.

[207] CK, S. 104

[208] CK, S. 105

[209] Harrisons Innere Medizin 2003: „Die Gonorrhö ist eine die Epithelien betreffende Geschlechtskrankheit, die sich in der Regel in Form einer Zervizitis, Urethritis, Proktitis und Konjunktivitis manifestiert. Unbehandelt kann eine solche Infektion beim weiblichen Geschlecht zu lokalen Komplikationen wie Endometritis, Salpingitis, tuboovariellem Abszess, Bartholinitis, Peritonitis und gonorrhoischer Perihepatitis führen. Bei Männern drohen Periurethritis und Epididymitis; Neugeborene können an einer Ophthalmia neonatorum erkranken. Die disseminierte gonorrhoische Infektion ist eine seltene systemische Komplikation als Folge einer gonorrhoischen Bakteriämie mit Hautmani-

Feigwarzen."[210] entspricht. Er weist ebenfalls darauf hin, dass die Gonorrhö neben anderen Faktoren auch heute noch „zu den begünstigenden Faktoren für Feigwarzen" gehört.[211] Das Hahnemann im gemeinsamen Auftreten des Trippers mit den Feigwarzen eine Einheit erkannte, wird deshalb nachvollziehbar.

Betrachtet man heute die getrennten medizinischen Termini der Gonorrhö und der Condylomata acuminata, ist festzustellen, dass Hahnemann (aufgrund seiner Unkenntnis von Krankheitserregern) zwei unterschiedliche Krankheitsentitäten als eine Einheit, als ein Miasma betrachtete. Heute unterscheiden wir die beiden Krankheitsentitäten der Gonorrhö und der Feigwarzen aufgrund ihres klinischen Bildes und aufgrund ihrer unterschiedlichen Erreger Neisseria gonorrhoeae und Papillomavirus. Würden wir, wie zu Hahnemanns Zeiten, ein krankheitsverursachendes Agens als „Miasma" bezeichnen, so müssten wir heute folgerichtig von zwei unterschiedlichen Miasmen sprechen. Geprüft am aktuellen Stand des medizinischen Wissens erscheint Hahnemanns Begriff der „Sykosis" deshalb nicht mehr gültig.

4.5 Die „Psora" – Das „Krätz-Miasm"

Um Hahnemanns Psorabegriff nachvollziehen zu können, ist es nötig, den Psorabegriff seiner Zeit zu kennen. Zu Hahnemanns Zeit war es verbreitet, den Begriff Psora anstatt des Begriffes Krätze zu verwenden, wobei Krätze damals noch eine andere Bedeutung innehatte als heute, denn man verstand darunter jedes heftige, juckende und zum Kratzen reizende Exanthem.

Obwohl Bonomo bereits 1687 die Milbe als Ursache der Krätze erkannt und die Lebensgewohnheiten und Verbreitungsmöglichkeiten dieses

festation, Tenosynovitis und Arthritis, gelegentlich bis hin zur Endokarditis oder Meningitis. Der Erreger Neisseria gonorrhoeae ist ein gramnegativer, aerober, unbeweglicher und nicht sporiformer Diplokokkus. [...]"

[210] Wegener A 2001, S. 29

[211] Wegener A 2001, S. 30

Schmarotzers beschrieben hatte, wurden seine Studien kaum berücksichtigt. Erst Mitte des 18. Jahrhunderts fand die Frage, ob die Milbe Ursache oder Folge der Krätze sei, allgemeine Beachtung. Es bildeten sich drei unterschiedliche Meinungen heraus. Die erste Gruppe glaubte an eine psorische Dyskrasie[212] als Ursache der Krätze, bei der die Milbe rein zufällig vorhanden sei. Die zweite Gruppe glaubte ebenfalls an eine psorische Dyskrasie, sah die Milbe dabei jedoch als Folge der Dyskrasie. Und eine dritte Partei, die von Wichmann[213] und seinen Anhängern, vertrat bereits damals die These, dass die Milbe der Erreger der Krätze sei.[214]

Daneben gab es zahlreiche Anhänger der Hypothese, dass durch eine Vertreibung des Krätzeausschlags von der Haut zahlreiche schwere Krankheiten entstehen konnten. Juncker[215] hatte in seiner Dissertation *de damno ex scabie repulsa* im Jahre 1750 vor den schädlichen Vertreibungsfolgen der Krätze von der Haut gewarnt und die Meinung vertreten, dass eine Vertreibung der Krätze von der Haut zu zahlreichen Krankheiten wie Unfruchtbarkeit, Asthma, Glieder-, Rücken- und Knieschmerzen, sowie zu Schwermut, Husten, Fieber und Epilepsien führen konnte. Auch hatte er behauptet, dass viele dieser Schädigungen nur so lange angehalten hätten, bis dass der Ausschlag mit seiner beschwichtigenden Funktion wieder auf der Haut erschienen war.

Junckers Meinung wurde 25 Jahre später durch die Lehren Boissier de Sauvages in Frankreich bestätigt, der dort ebenfalls verkündete, dass es gefährlich sei, die Krätze durch Lokalanwendungen zu heilen. So schrieb Boissier de Sauvage: „Durch eine Krätze, die in Gegenrichtung oder ohne eine vorgängige Blutreinigung zurückgeschlagen ist, werden zahlreiche Krankheiten verursacht, die Verwandtschaft mit der Krätze haben.“[216]

[212] eigentümliche Beschaffenheit der Säfte

[213] Wichmann (1740–1802) vertrat 1786 die These, dass die Milbe der Erreger der Krätze sei.

[214] vgl. Gasper M 1986, S. 53

[215] Ludwig Christian Juncker, Universität Halle

[216] Boissier de Sauvage 1775

Auch Authenrieth[217], Begründer der ersten stationären Klinik der Universität Tübingen folgte diesem Credo. Er schrieb 1808, dass „die Krätze die furchtbarste [...] und in unseren Gegenden häufig die Quelle chronischer Krankheiten“[218] sei. Er rechnete die Lungenschwindsucht, die Epilepsie und gewisse Krankheiten, die mit schweren Lähmungen einhergingen, zu den Endstadien dieser Erkrankungen und schätzte, dass in Württemberg innerhalb von 35 Jahren 13.000 von 1.2 Millionen Menschen daran verstorben seien.

Insgesamt hielt sich dieser Glaube über 80 Jahre in Deutschland. 1825, drei Jahre vor der Erstveröffentlichung von Hahnemanns „Psoratheorie“ mahnte Karl Wenzel davor, „welch häufige schreckliche unheilbare Krankheit die schlecht behandelte unvorsichtig vertriebene Krätze erzeuge“. Durch die Vertreibung entstünden „schwere allgemeine Erkrankungen [...] u. a. Lungenschwindsucht, Melancholie, Wassersucht“[219].

Selbst im „Handbuch der speziellen Pathologie und Therapie“ von 1831 vertritt Conradi noch stets diese Hypothese:

> Die wahre Krätze wird durch einen eigenen Ansteckungsstoff hervorgebracht, dessen Natur aber noch nicht genau bekannt ist, durch unvorsichtige Anwendung von äußeren Mitteln, ja durch Gemütsbewegungen kann sie zurücktreten und vielerlei schlimme Krankheiten verursachen.[220]

Die Aufzählung der Meinungen von Juncker, Boissier de Sauvage, Autenrieth, Wenzel und Conradi machen deutlich, dass der Begriff der Krätze (beziehungsweise der Psora) in dem Augenblick als Hahnemann seine Psoratheorie entwarf, ein viel weiter gefasster war als wir ihn heute verstehen. Obwohl der Gedanke an eine Parasitose bereits bestand, beherrschte er nicht

[217] Johann Heinrich Ferdinand von Autenrieth (1772–1835) Arzt, Anatom, Chirurg

[218] Authenrieth vJHF 1808 „Versuche für die pract. Heilkunde aus den klinischen Anstalten von Tübingen“, s. a. Gasper M 1986, S. 53 und Brunn v WL 1964

[219] Wenzel K. Bamberg, 1825

[220] Conradi. Handbuch der speziellen Pathologie und Therapie. 1831

die allgemeinen Vorstellungen über die Krätzekrankheit. Erst Hebra[221] gelang es 1844, ein Jahr nach Hahnemanns Tod, überzeugend darzulegen, dass es sich bei der Krätze um eine parasitäre Hautkrankheit handelt, und die Diskussion um die Entstehung der Krätze damit zu beenden.[222]

Kennt man den historischen Hintergrund vor dem Hahnemann seine „Psoratheorie" entwarf, wird es interessant, wie Hahnemann die Ansichten seiner Zeitgenossen beurteilte und welche Auffassungen er im Verlauf seines Lebens in Bezug auf die „Krätzekrankheit" vertrat.

Hahnemann, der sein Geld seit 1777 über viele Jahre mit Übersetzungen verdiente, äußerte 1791 in einem Kommentar zur Übersetzung der *Materia medica* von Monroe erstmalig seine Ansicht über die Krätze. Er schrieb: „Ich stimme jenen zu, die die Krankheit auf einen lebenden Erreger zurückführen", und schien sich somit der Meinung Wichmanns und seiner Anhänger anzuschließen. Dies bestätigt ein Aufsatz von 1792:

> Diese angegebene Ursache der Krätze ist die einzig richtige, einzig auf Erfahrung gegründete. Diese äusserst kleinen Thierchen sind eine Art Milben, Wichmann hat sie abgebildet, Dover, Legacy und Andere haben sie beobachtet.[223]

Und zur Therapie äußert er im selben Aufsatz die Meinung:

> Die Schwefelsalbe hat den zwar ungegründeten, doch allgemein verbreiteten Ruf wider sich, daß sie die Krätze in den Körper zurückzutreiben pflege. Dieses Vorurtheil fällt weg, wenn man sich keine Salbe, sondern nur eines Waschwassers bedient, welches die Krätze noch weit tatkräftiger tilgt, und die kleinen Insecten in der Haut binnen wenigen Tagen tödtet.

Hahnemann sieht in der Krätzekrankheit zu diesem Zeitpunkt eine Parasitose, welche mit äußeren Mitteln zu behandeln ist, wenn diese die Krätze

---

[221] Ferdinand Freiherr von Hebra, Wiener Dermatologe

[222] vgl. Gerd-Witte H 1988, S. 233

[223] Hahnemann S. Zusatz. Anz. (1792), 2. Bd., Nr. 23/24, 190–191. In: KMS 2001, S. 157

nicht in den Körper zurücktreiben. Er erwartet unter dieser Therapie eine Heilung innerhalb von drei Wochen.[224]

Auch in seinem Aufsatz „Über den Ansprung (crusta lactea)" beschäftigt ihn drei Jahre später die Frage, ob dieser durch kleine Insekten verursacht ist:

> Ist der Ansprung nicht ein Hautübel bloß von Ansteckung? hat die Ansteckung nicht etwa gar kleine Thierchen zum Miasm?" „Sind es Hautinsecten, die dieses Uebel zuwege bringen, was kann es schaden, wenn man die tödtet? vorausgesetzt mit Arzneyen, die keine Kraft haben, dem Körper vor sich zu schaden. Man hat wohl allzu freygiebig der angeblichen Zurücktreibung gewisser Hautübel Erfolge zugeschrieben, welche Wirkungen der zugleich gegenwärtigen, ungeheilt gebliebenen Kachexie u.s.w. waren![225]

Am Ende des 18. Jahrhunderts schließt sich Hahnemann demnach dem Gedanken der Krätze als Parasitose an. Eine Vorstellung der Psora als Urkrankheit oder Ursache unzähliger chronischer Krankheiten ist bei ihm in diesem Zeitraum nicht zu finden.

Zehn Jahre später, in seiner Schrift „Heilkunde der Erfahrung"[226], als Hahnemann das nächste Mal zur Krätzekrankheit Stellung bezieht, erwähnt er keine Tierchen oder lebende Erreger mehr. Nach Veröffentlichung des Ähnlichkeitsprinzips[227] betont er 1805 nun die Ähnlichkeit zwischen einem Ausschlag, der durch Kontakt mit Schwefel entstanden ist, und einem Krätzeausschlag. Dem Ähnlichkeitsprinzip zufolge könne die Krätzekrankheit daher durch eine Behandlung mit Schwefel geheilt werden:

> Wird aber in den mit dieser Krätze behafteten Körper ein neuer Reiz, zwar von anderer Natur, aber sehr ähnlicher Wirkungsart gebracht,

---

[224] „Eine anfangende Krätze weicht hiedurch ohne die mindesten Folgen / binnen 6, 7 Tagen, eine stärkere binnen 14 Tagen, und die hartnäckigste in 3 Wochen."

[225] Hahnemann S. Ueber den Ansprung (crusta lactea). [Blumenbachs] Med. Bibl. (1795), 3. Bd., 4. St., 701–705 In: KMS 2001, S. 201–203

[226] Hahnemann S. Heilkunde der Erfahrung. Berlin (1805). In: KMS 2001, S. 387–417

[227] 1796

> wie z. B. die kalkerdige Schwefelleber, von welcher Andere nächst mir einen dieser Krätze sehr ähnlichen Ausschlag erfolgen sahen, so weicht der erstere dem letzteren auf immer, das ist, die Krätze der Wollarbeiter wird vom Gebrauche der kalkerdigen Schwefelleber (und aus gleicher Ursache des Schwefelpulvers und der hepatischen Bäder) wirklich geheilt.[228]

Hahnemann schlug mit dieser Erklärung eine Brücke zwischen seinem Glauben an das Ähnlichkeitsgesetz und der damals üblichen Therapieform von Schwefelbädern für „Krätzkranke".[229] Auch in einem folgenden Aufsatz von 1807[230] richtet Hahnemann bei der Betrachtung der Krätze und ihrer Heilung seinen Blickwinkel auf das Ähnlichkeitsprinzip aus.[231]

Im Jahr 1816 entwickelt Hahnemann dann jedoch ein erweitertes und neues Bild von der Krätzekrankheit. Er schreibt über die Wollarbeiterkrätze:

> Diese letztere gehört zu den langwierigen Ausschlagskrankheiten (wie die venerische Krankheit) und die Natur bringt auch bei ihr die Krätzpusteln zuerst in der Nähe der Stelle, die vom Krätzgifte anfänglich besudelt ward, hervor, z. B. zwischen den Fingern und an der Handwurzel, wenn die Hände [...] zuerst angesteckt wurden. Sobald dann die Krätzbläschen wirklich zum Vorschein kommen, so ist dieß ein Zeichen, daß die innere Krätzkrankheit schon / völlig ausgebildet ist. Denn anfänglich ist an dem angesteckten Orte durchaus keine krankhafte Veränderung zu bemerken [...]. Gewöhnlich erst neun, zwölf, vierzehn Tage nach Einreibung des Krätzgiftes erscheint [...] der Ausbruch der ersten Krätzpusteln, – eine Zeit, welche die Natur nöthig hatte, um die Ausbildung der Krätzkrankheit im Innern durch den ganzen Organismus zu vollenden. Die nun erscheinenden Krätzpus-

[228] KMS 2001, S. 397

[229] Der Apotheker Galen beispielsweise behandelte 1812 in Paris über 50 000 „Krätzkranke" mit Schwefel.

[230] Hahnemann S. Fingerzeige auf den homöopathischen Gebrauch der Arzneien in der bisherigen Praxis. [Hufelands] N.J.d.pract.Arzkd.(1807), 26.Bd., 2.St., 5–43 In: KMS, S. 460–472

[231] s. KMS, S. 467

> teln sind daher kein bloß örtlich erscheinendes Uebel, sondern nur der Beweis der Vollendung der inneren Krätzkrankheit. [...] Diese Krätzpusteln sind ein vom innern Organismus auf der Haut hervorgebrachtes Afterorgan, von der Natur bestimmt, der äußere Stellvertreter des innern Uebels zu seyn, es [...] latent zu erhalten, [...] daß, so lange sie auf der Haut stehen [...], die innere Krankheit nicht zum Vorschein kommen kann, und daraus, daß, so bald sie einseitig auf der Haut vernichtet werden, ohne vorgängige Heilung der inwohnenden Krätzkrankheit mittels innern Gebrauchs ihres specifischen Heilmittels, des Schwefels, dieses innere Uebel dann schnell, oft fürchterlich hervorbricht, / als Lungenvereiterung, Stickfluß, Wahnsinn, Wassergeschwulst, Schlagfuß, Blindheit, Lähmung, auch nicht selten plötzlich tödtet..[232]

Hahnemanns Vorstellung der Krätzekrankheit orientiert sich ab 1816 an seinem Bild der Syphilis, die für ihn den Prototyp einer „langwierigen Ausschlagskrankheit“ darstellt. Er schreibt den beiden Krankheiten, der Krätze und der Syphilis, deshalb folgende Gemeinsamkeiten zu: Beide werden durch Ansteckung übertragen, entwickeln daraufhin eine innere Krankheit und bringen zuletzt ein beschwichtigendes Lokalsymptom am Orte der Ansteckung hervor.

Ab 1816 bekommt Hahnemanns Vorstellung von der Krätzekrankheit jedoch auch noch einen eigenen neuen Charakter, denn Hahnemann schließt sich nun der Meinung einiger seiner Zeitgenossen an, dass ein Vertreiben der Krätze von der Haut zu zahlreichen schweren Krankheiten führen kann.

Der Grundstein zu seiner Psoratheorie ist also bereits 1816 gelegt. Bis 1828 entwickelt Hahnemann das Konzept der „langwierigen Ausschlagskrankheiten“ nur weiter: Aus zwei langwierigen Ausschlagskrankheiten, werden drei chronische Miasmen. Die Krätze, welche bereits 1816 zahlreiche schwere Krankheiten verursachen konnte, wird 1828 zur Urkrankheit „Psora“, die nun für die Herkunft von 7/8 aller chronischen Krankheiten

---

[232] Hahnemann S. Belehrung über die venerische Krankheit und ihre unrechte Behandlung. Allg. Anz. d Dt. (1816), 2. Bd., Nr. 211, 2189–2201 und Nr. 212, 2205–2211. In KMS, S. 658

verantwortlich gemacht wird. Und die schon 1816 feststehende innere homöopathische Behandlung mit Schwefel wird ab 1828 durch die Behandlung mit spezifischen antipsorischen Arzneien ergänzt.

Hahnemanns Vorstellung von der Krätze entwickelte sich somit von einer Parasitose über eine „langwierige Ausschlagskrankheit", die zu schweren Krankheiten führen kann, bis hin zur miasmatischen, chronischen Urkrankheit „Psora". Orientierte sich sein Bild Ende des 18. Jahrhunderts noch an den Hypothesen Wichmanns, so wandelten sich seine Ansichten im frühen 19. Jahrhunderts in Richtung der Hypothesen seiner ärztlichen Zeitgenossen Juncker, Boissier de Sauvage und Autenrieth.

Hahnemanns Beschreibung der Psora als eine allumfassende Krankheit, welche mit einem Hautausschlag beginnt und sich mit dem Weichen des Hautsymptoms zu einer Vielzahl an chronischen Erkrankungen weiterentwickeln kann, passt demnach sehr gut zu dem Krätzebegriff seiner Zeit. Nur überspitzt er die damals üblichen Hypothesen noch dadurch, dass er die Psora zur Mutter aller Krankheiten (zur Urkrankheit) werden lässt, und sie zur ältesten, vielköpfigsten, verderblichsten und am meisten verkannten Ursache von Chronischen Krankheiten erklärt.[233]

Die Interpretation von Hahnemanns „Psoratheorie" spaltet die Homöopathie bis heute in zwei große Lager. Ein Teil vermutet, dass Hahnemann mit der Psora die heutige Parasitose „Skabies"[234] gemeint hat, da er ihre

---

[233] Auch der Begriff „Urkrankheit" entspricht dem Vokabular seiner Epoche. 1787 entwickelte J. W. v. Goethe die Idee der „Urpflanze" und 1808–1810 in der „Farbenlehre" den Begriff des „Urphänomens". Bei Hahnemanns ungewöhnlicher Belesenheit ist anzunehmen, dass er mit den Werken Goethes vertraut war, auch wenn Goethe in seinen Schriften keine Erwähnung findet. Vgl. Hübotter F 1959; Witzleben v H 1992; Schmeer EH 1997

[234] Harrisons Innere Medizin 2003: „Die Krätzmilbe des Menschen, Sarcoptes scabiei, die jährlich ungefähr 300 Millionen Menschen befällt, ist weltweit eine der Hauptursachen für juckende Hautkrankheiten. [...] Die Übertragung von fruchtbaren Milbenweibchen von einer auf die andere Person erfolgt durch engen Körperkontakt und wird durch große Ansammlungen von Menschen, Unsauberkeit und häufig wechselnde sexuelle Beziehungen erleichtert. [...] Der mit der Krätze verbundene Pruritus und die Hauterscheinungen werden durch eine allergische Reaktion auf Ausscheidungen

miasmatische Ansteckung und den juckenden Hautausschlag betonte. Das andere Lager betrachtet die Psora auf einer Metaebene, mehr im Sinne des Begriffes „Diathese", weit ab vom Infektionsgedanken. So kann der Begriff des psorischen Miasma und der einer Urkrankheit bis heute aufrechterhalten werden.

Die historische Einordnung hat nun gezeigt, dass Hahnemann die Psora weder als reine Parasitose noch auf einer reinen Metaebene beschrieben hat. Hätte er in ihr eine Parasitose vermutet, so hätte er ihre Ursache wahrscheinlich auch nach 1795 noch als lebende Erreger oder kleine Tierchen beschrieben. Davon hat er jedoch Abstand genommen.

Die Tatsache, dass Hahnemann eine konkrete Infektionskrankheit beschrieb, die durch Ansteckung in einem Augenblick durch ein contagiöses Miasma geschieht und sich dann im Inneren des Körpers ausbreitet, spricht andererseits ebenso gegen ein Verständnis der Psora auf einer Metaebene.

Hahnemanns Psorabegriff liegt zwischen diesen beiden Ansichten. Seine ausführliche Beschreibung der Ansteckungsart, des Miasmas und des Hautausschlages weisen darauf hin, dass er ganz konkret versuchte, eine infektiöse Krankheitsentität zu beschreiben. Als Kind seiner Zeit war Hahnemann jedoch auch von der Hypothese, dass die Krätze eine Vielzahl schwerer Krankheiten verursachen konnte, nicht unbeeindruckt geblieben. Da ihm eine Erklärung fehlte, weshalb seine Heilkunst bei chronischen Krankheiten so wenig dauerhaften Erfolg zeigte, schien ihm die Krätze als Ursache der meisten chronischen Krankheiten eine willkommene Lösung zu sein, für welche er dann nur noch eigene antipsorische Mittel finden musste. Dass er die Psora zur Urkrankheit heraufhob und sie für 7/8 aller chronischen Krankheiten verantwortlich machte, beweist nur, dass er die Hypothese seiner Zeitgenossen bis ins Extrem weiterentwickelt hat. Da Hahnemanns Erläuterungen weder die Ursache noch eine konkrete Gestalt

der Milbe, welche diese in ihren Höhlengängen unter der Haut ablegt, ausgelöst. [...] Diese Hautveränderungen entwickeln sich gewöhnlich auf Handflächen und Handgelenken, zwischen den Fingern, auf den Ellenbogen und auf dem Penis. [...]"

der Psora klären, bleibt der „*Hahnemannschen* Psora die Anerkennung als nosologische Einheit versagt."[235]

4.6 Das „Lokalübel" als Vertreter der „inneren Krankheit"

Allen drei Miasmen Hahnemanns ist gemeinsam, dass sie ein spezifisches Lokalsymptom ausbilden: Die „Psora" den Krätzausschlag, die „Syphilis" den Schanker und die „Sykosis" die Feigwarzen. Hahnemann vertritt die Meinung, dass sich alle miasmatischen Krankheiten nach ihrer Übertragung zuerst im Innern des Körpers ausbreiten, bevor sie, um die innere Krankheit latent zu halten, das heißt zu „beschwichtigen", ein Lokalsymptom am Orte der Ansteckung produzieren.

> Wir wollen diesen Vorgang etwas näher beleuchten, woraus wir sehen werden, daß alle miasmatische Krankheiten, welche eigenartige Lokalübel auf der Haut zeigen, stets eher als innere Krankheiten im Körper vorhanden sind, ehe sie ihr Lokal- Symptom äußerlich auf der Haut erscheinen lassen, daß jedoch nur bei den akuten und ihrem Verlaufe in den bestimmten Tagen das Lokal-Symptom sammt der innern Krankheit zugleich zu verschwinden pflegt und den Körper frei von beiden zurücklässt, dagegen aber bei den chronischen Miasmen das äußere Lokal-Symptom theils vertrieben werden, theils von selbst von der Haut verschwinden kann ohne daß jemals die innere Krankheit ungeheilt weder ganz, noch zum Theil lebenslang aus dem Organismus weiche[236].

Hahnemann betrachtet das Lokalsymptom somit als Vertreter der inneren Krankheit, da es, solange es auf der Haut steht, den Ausbruch der latenten inneren Krankheit verhindern soll. Das Lokalsymptom der „Syphilis" bezeichnet er daher als ein „von innen hervorgebrachtes, für das innere Leiden vikariierendes[237] Schanker-Geschwür"[238]. Er behauptet, dass es niemals

---

[235] Gerd-Witte H 1988, S. 233

[236] CK, S. 42

[237] *vikariieren* (lat.) = (veraltet) jmds. Stelle vertreten, aushelfen

zum Ausbruch der inneren Syphiliskrankheit kommt, solange der Schanker auf der Haut bestehen bleibt.[239] Über das Lokalsymptom der „Psora" schreibt Hahnemann: „Das Ausschlags-Symptom vikariiert für das innere Uebel und erhält die *Psora* mit ihren sekundären Uebeln gleichsam latent und gebunden."[240]

Heute können wir weder beobachten, dass jede chronische Krankheit zu ihrem Beginn ein Lokalsymptom auf dermatologischer Ebene hervorbringt, noch können wir behaupten, dass ein Lokalsymptom, wie beispielsweise der Schanker der Syphilis, das Fortschreiten der zugrundeliegenden Krankheit aufhält. Der Schanker als Lokalsymptom der Syphilis wird heute höchstens einige Monate gesehen, worauf das primäre Stadium der Syphilis immer vom sekundären abgelöst wird.[241] Hahnemanns Konzept des beschwichtigenden Lokalsymptoms am Beispiel der Syphilis lässt sich deshalb nicht mehr halten.

4.7 Metaschematismus – Gestaltenwandel der inneren Krankheit

Wird ein Lokalsymptom durch äußere Mittel von der Haut vertrieben oder weicht ein Krätzeausschlag von selbst, so erwartete Hahnemann den Ausbruch der bislang latenten inneren Krankheit. Er vertrat die Idee, dass ein und dasselbe Miasma sich in unterschiedlichen Krankheitsformen äußern konnte. Nahm man der Krankheit eine Form sich zu präsentieren, wie z. B. ihr Lokalsymptom, so drückte sie sich in einer anderen Gestalt aus. Mit dieser Hypothese stellte Hahnemann keine neue, rein homöopathische Lehre auf, sondern bewegte sich im Rahmen der Medizin des 18. und 19. Jahrhunderts. Juncker hatte 1750 die schädlichen Folgen des Vertreibens

---

[238] CK, S. 47

[239] CK, S. 109

[240] CK, S. 51

[241] Stauber M 2001: „Lues II: Etwa in der 9. Woche post infectionem manifestiert sich die Generalisierung in Allgemeinsymptomen, generalisierten Lymphknotenschwellungen und einem makulösem, nicht juckenden Exanthem."

der Krätze von der Haut beschrieben und Hahnemann hatte ihn aufgrund seines Erfahrungsreichtums lobend erwähnt.[242] Darüber hinaus zitierte Hahnemann 97 weitere Beobachtungen Junckers und anderer Ärzte seiner Zeit, welche die unterschiedlichsten Schädigungen durch äußere Vertreibung der Krätze schilderten.[243] Viele dieser Leiden sollen nur so lange angehalten haben, bis der Ausschlag mit seiner beschwichtigenden Funktion wieder auf der Haut erschien.[244] Auch Hahnemanns Zeitgenossen vermuteten in der Krätze eine Krankheit, die ihr Symptombild verändern konnte. Vertrieb man den Hautauschlag, so wurde die Krankheit „ins Innere" verdrängt und entwickelte dort neue Symptome. Trat der alte Hautausschlag wieder hervor, erhielt die Krankheit ihr altes Ventil zurück, die neuen Symptome wurden überflüssig und wichen zurück. Hahnemanns Zeitgenossen bezeichneten das Entstehen neuer Symptome durch die Vertreibung des Hautausschlags als Unterdrückung. Sie verstanden den Begriff Unterdrückung dabei im Sinne des lateinischen Wortes *repulsio*[245], als räumliche Zurückdrängung einer Krankheit von der Oberfläche **zurück** ins Innere. Dafür setzten sie das Bestehen einer inneren Krankheit voraus.

Hahnemann vertrat bereits 1810 eine ähnliche Ansicht.[246] In seinem Werk *Die chronischen Krankheiten* von 1828 erhielt die Vorstellung von der Unterdrückungs- bzw. Verschiebungsmöglichkeit einer Krankheit in eine andere Ausdrucksform jedoch noch einmal ein weit stärkeres Gewicht, als er die Vertreibung des Krätzeausschlages von der Haut zur Erklärung des Entstehens unzähliger chronischer Krankheiten heranzog. Bis heute spielt diese Hypothese innerhalb der Homöopathie eine entscheidende Rolle. Man bemüht sich daher, die Grundursache einer Krankheit zu finden und deren Behandlung einer rein symptomatischen Therapie vorzuziehen. Die Vorstellung des Gestaltenwandels von Krankheiten wird innerhalb der Homöopathie heute meist mit dem Begriff „Unterdrückung" beschrieben. Hahnemann selbst jedoch kritisierte den Begriff der Unterdrückung, weil

---

242 CK, S. 22

243 CK, S. 23–40

244 s. z. B. CK, S. 37, Anmerkung 80

245 *repellere* (lat.) = zurückstoßen, zurücktreiben

246 ORG 1, § 173; ORG 6, § 202

er ihm zu missverständlich war. Missverständlich deshalb, weil er das Bild einer Krankheit zeichnet, die von außen nach innen vertrieben wird. Er jedoch vertrat die Ansicht, dass die Krankheit auch bei noch bestehendem Hautsymptom bereits im Körper bestand. Daher konnte nach der Vertreibung eines Lokalsymptoms keine Unterdrückung, sondern nur ein Gestaltenwandel der Krankheit stattfinden. Zur Verbildlichung dieses Vorgangs plädierte er deshalb dafür, den Terminus „Metaschematismus"[247] zu verwenden. Hahnemann 1842[248]:

> vertrieb er [...] das von der Natur zur Erleichterung des innern Leidens auf der Haut bewerkstelligte Localsymptom von der Stelle, erneuerte so das innere, gefährlichere Uebel, und verleitete durch diese Vertreibung des Localsymptoms die Lebenskraft zur Bereitung eines schlimmeren Metaschematisms auf andere, edlere Theile; der Kranke bekam gefährliche Augen-Entzündung, oder Taubhörigkeit, oder Magen-Krämpfe, oder epileptische Zuckungen, oder Erstickungs- oder Schlagfluß-Anfälle, oder Geistes- oder Gemüths-Krankheit, u.s.w. dafür.

Für Hahnemann wäre somit die „Cortisonbehandlung einer Neurodermitis mit nachfolgendem Asthma bronchiale keine Unterdrückung des Ausschlages nach innen, sondern ein erzwungener Gestaltenwandel der schon bestehenden chronischen Krankheit", so Wegener.[249]

Neben der anerkannten Tatsache, dass die symptomatische Behandlung einer Neurodermitis zu Asthmasymptomen führen kann, gibt es heute keine allgemein bestätigten Beispiele über den Gestaltenwandel von Krankheiten. Die Hypothese, dass die Parasitose Scabies nach einer äußerlichen Behandlung zu anderen weit schlimmeren inneren Krankheiten führen kann, wurde während zahlreicher Scabiesbehandlungen zu Kriegszeiten nicht beschrieben. Es ist deshalb davon auszugehen, dass Hahnemanns Hypothese für die Parasitose Scabies heute keine Gültigkeit mehr hat. Überträgt man Hahnemanns weitgefassten Krätzebegriff auf die uns

---

[247] von gr. *metaschematizō*, aus den Wörtern *metá* = nach und *schêma* = Aussehen, Gestalt

[248] ORG 6, S. 56

[249] Wegener A 2000, S. 227

heute bekannten chronischen Hautkrankheiten wie Neurodermitis, Psoriasis, atopische Ekzeme, u. a., so bleibt fraglich, ob eine rein äußerliche, symptomatische Behandlung der dermatologischen Beschwerden zu einem Gestaltenwandel der Krankheit führen kann. Diese Fragestellung kann allein mithilfe klinischer Studien beantwortet werden.

4.8 Schematische oder individuelle Behandlung? Der Unterschied zwischen feftständigen und unfestständigen Krankheiten

Es stellt sich die Frage, wie Hahnemann dazu kam, alle chronischen Krankheiten allein auf drei Ursachen (Psora, Syphilis, Sykosis) zurückzuführen und diese einer teils sehr schematischen Behandlung zukommen zu lassen, wo er doch eigentlich eine individuelle Therapie nach dem Prinzip des *Similia similibus curentur* bevorzugte. Nahm er am Ende seines Lebens eine grobe Vereinfachung vor, um die Lehre der Homöopathie durch ein theoretisches Fundament stützen zu können? Oder ging seiner Theorie eine lebenslange Entwicklung theoretischer Ideen voraus, welche auf das Werk *Die chronischen Krankheiten* hinzielte und die durch den Kontext von Hahnemanns Zeit nachvollziehbar wird?

1938 schreibt Tischner in seinem Aufsatz „Hahnemann und die Feftständigen Krankheiten" in der Deutschen Zeitschrift für Homöopathie:

> Was würden Sie einem Manne antworten, der behaupten wollte, *Hahnemanns* Grundsatz „Similia similibus curentur", in dem Sinne, dass in jedem Fall nur die Gesamtheit, der „Inbegriff" der Symptome zu berücksichtigen sei, habe keineswegs in seiner Lehre die ausschließliche Rolle gespielt, die man dem Grundsatz im allgemeinen zuzuschreiben pflegt? Schon in der Frühzeit seiner Lehre habe er gegen das „Similia similibus" selbst gesündigt und sei dieser Sünde auch sein ganzes Leben lang treu geblieben. – Wahrscheinlich würden Sie dem oben erwähnten Mann sagen, er kenne die Lehre *Hahnemanns* nicht genügend. Ich müsste demgegenüber allerdings gestehen, dass ich die-

> sem Manne zustimmen würde, und werde deshalb versuchen, mich und damit auch den mehrfach erwähnten Mann zu rechtfertigen. [250]

Tischner behauptet, dass Hahnemann, noch bevor er seine Lehre erstmals systematisch dargelegt hatte,[251] schon bewusst Ausnahmen kannte und machte, bei denen er das *Similia similibus* für den individuellen Krankheitsfall in den Hintergrund stellte, um einer schematischen und festständigen Heilart, einer Regel, für bestimmte Krankheiten den Vorzug zu geben, und diese Auffassung bis zum Ende seines Lebens beibehielt. Er belegt dies an frühen Schriften Hahnemanns und zeigt Hahnemanns Folgerichtigkeit bis an sein Lebensende anhand des Werkes *Die chronischen Krankheiten*.

Im Gegensatz zu Tischners Meinung findet sich heute unter zeitgenössischen Homöopathen im Allgemeinen die Auffassung, dass auch in Hahnemanns Spätwerk *Die chronischen Krankheiten* und in seiner sechsten und letzten Auflage des *Organon* das *Similia similibus* für ihn bei der praktischen Behandlung von akuten wie chronischen Erkrankungen einzig und allein ausschlaggebend für die Arzneimittelwahl bleibt. Klunker erklärt 1998 „*Hahnemann* hält also unverbrüchlich an der reinen Sprache der gegebenen Symptome ohne theoretische Ausweitungen als alleiniger Indikation für die Mittelverordnung bei chronischen Krankheiten fest."[252]; und Wegener beurteilt 2001: „*Hahnemann* unterschied streng zwischen Theorie und Praxis der Homöopathie. Für die konkrete Mittelwahl gilt für *Hahnemann* auch nach der Psoratheorie, dass sie sich ausschließlich an den Symptomen des Kranken auszurichten hat."[253]

Tischner erklärt dagegen, dass „*Hahnemann* neben dem Simile auch andere Gesichtspunkte gekannt hat"[254], die er zur Arzneimittelverordnung heranzog. Und auch Stübler schreibt 1982: „Hahnemann kommt in den Konflikt mit seinem Prinzip der Individualisierung. Plötzlich sind da Gesichtspunkte maßgebend, welche die Gesetze des Individuums überschrei-

---

250 Tischner R 1938, S. 357

251 Eine erstmalige Darstellung erfolgte 1806 mit der Schrift „Heilkunde der Erfahrung".

252 Klunker W 1998, S. 186

253 Wegener A 2001, S. 38

254 Tischner R 1938, S. 364

ten: die Urübel der Menschheit, die jeden Menschen gleich betreffen."[255] Diese Gesichtspunkte lassen sich bereits in Hahnemanns frühen Schriften wiederfinden, in denen er die Besonderheit der „Festständigen" Krankheiten erklärt.[256] Die Bedeutung von Hahnemanns Begriff der „Festständigen" Krankheiten für sein Werk *Die chronischen Krankheiten*, sowie die Auswirkung dieser Relation auf sein praktisches Vorgehen soll nun folgend dargestellt werden.

Bereits 1801 in seinem Aufsatz „Monita über die drei gangbaren Kurarten"[257] zeigt Hahnemann den Versuch von Ärzten seiner Zeit auf, eine zweckmäßige Einteilung der unzählbaren Einzelkrankheiten aufzustellen. Er schreibt:

> Dieß Bemühen war indeß (...) bloß in so fern glücklich, als es die Zeichnung des Ganges einiger epidemischer, nach ziemlich bestimmten Charakteren oft wiederkehrenden Seuchen, die Zeichen der endemischen Uebel von festständigem Gepräge und der Krankheiten von deutlicher Ursache (der Zufälle von einigen Giften – Bley, Kohlendunst- oder Ansteckung von sich ziemlich gleichbleibenden Miasmen- Lustseuche, Krätze) betraf.

Er grenzt damit die endemischen Krankheiten und die Krankheiten deutlicher Ursache (durch Vergiftung oder Miasma) gegenüber den übrigen Krankheiten ab. In seiner Schrift „Heilkunde der Erfahrung" von 1806 erklärt er die festständigen Krankheiten, welche er hier „eigenartige Krankheiten" nennt[258], noch einmal exakter:

> Wir bemerken einige wenige Krankheiten, die immer von *einer und derselben* Ursache entstehen, z. B. die *miasmatischen*: die Hundswuth, die venerische Krankheit, die levantische Pest, die Menschenpocken, die Kuhpokken, die Masern und einige andere, welche die Auszeichnung

[255] Stübler M 1982, S. 44

[256] Unter den „festständigen" Krankheiten versteht Hahnemann jene Krankheiten, denen er eine feststehende Ursache zuschreiben kann und für sie daher auch eine feststehende Behandlung empfiehlt.

[257] KMS 2001, S. 321, dieser Artikel ist 1801 in *Hufelands Journal* erschienen.

[258] vgl. Tischner R 1938, S. 358

> an sich tragen, dass sie *eigenartige* Krankheiten bleiben, und, weil sie aus einem, sich immer gleich bleibenden Ansteckungszunder entspringen, auch immer den selben Charakter und Verlauf behalten – einige Zufälligkeiten von Nebenumständen abgerechnet, welche aber die Hauptsache nicht ändern. So mögen wohl auch einige andere Krankheiten, denen wir ein Miasma noch nicht nachweisen können, die Knotengicht, das Sumpfwechselfieber, und mehrere andere hie und da endemische, auch sonst noch einige wenige Krankheiten ebenfalls entweder aus einer einzigen sich immer gleich bleibenden Ursache, oder aus einem sich gleich bleibenden Zusammenflusse mehrerer, bestimmter, sich leicht zusammen gesellender Ursachen entstehen, sonst würden sie nicht so eigenartige Krankheiten bilden und nicht so häufig seyn. Diese wenigen Krankheiten, wenigsten die erstern (miasmatischen) kann man daher eigenartige nennen und ihnen, wo nötig, *einzelne Namen* geben. [259]

Hahnemann legt mit dieser Aussage das Gewicht auf die Ursachen von bestimmten Krankheiten, und schreibt über jene:

> Ist für eine derselben ein Heilmittel erfunden, so wird es dieselbe allemal heilen, weil sich eine solche Krankheit im Ganzen immer gleich bleibt in ihren Aeußerungen (den Repräsentanten des inneren Wesens), so wie in ihren Ursachen. [260]

Tischner ergänzt dazu:

> Da diese miasmatischen Krankheiten häufig sind, so ergibt sich daraus, dass *Hahnemann* in zahlreichen Krankheitsfällen die individuelle Arzneidiagnose unberücksichtigt lässt oder wenigstens nicht an erste Stelle rückt.[261]

Erste praktische Anweisungen, welche diese These stützen, gab Hahnemann in seinem Aufsatz „Heilung und Verhütung des Scharlachfiebers"

---

[259] KMS 2001, S. 390, 391

[260] KMS 2001, S. 391

[261] Tischner R 1938, S. 358

von 1801[262], in dem er Mohnsaft und Ipecacuanha für zwei unterschiedliche Typen der Erkrankung empfiehlt, sowie Belladonna als Vorsorge für noch nicht Erkrankte.

1809 gab er in seiner „Belehrung über das herrschende Fieber"[263] abermals nur zwei Mittel (Nux vomica und Arsenicum album) zur Heilung an, was seine Vorgehensweise verdeutlicht, wie er über den individuellen Fall heraus schematische Anweisungen gibt.

Auch in der 1810 erscheinenden ersten Auflage des *Organon* weist Hahnemann im § 49 auf die Ausnahmen von der individuellen Arzneitherapie hin:

> Einige Krankheiten, welche einen eignen Ansteckungsstoff (ein eignes, sich ziemlich gleichbleibendes Miasm) zum Grunde haben, z. B. die levantische Pest, die Menschenpocken, die Masern, das ächte glatte Scharlachfieber, die venerische Krankheit, die Wollarbeiterkrätze-, auch wohl die Hundswuth, der Keuchhusten, der Wichtelzopf u.s.w. erscheinen in ihrem Charakter und Verlauf so selbstständig, daß sie, wo sie sich zeigen, wie schon bekannte Individuen an ihren sich gleichbleibenden Zeichen immer kennbar bleiben. Man konnte ihnen daher, jeder eignen, Namen geben, und sich bemühen, für jede derselben eine festständige Heilart, als Regel, einzuführen.[264]

In seinem Beitrag „Heilart des jetzt herrschenden Nerven- und Spitalfiebers"[265] von 1814 empfahl Hahnemann die Zaunrübe (Bryonia alba) und den Gift-Sumach (Rhus toxicodendron) für den ersten Zeitraum der Erkrankung, Bilsenkraut (Hyoscyamus niger) für das Stadium des Deliriums und Wahnsinns und versüßten Salpetergeist im Zustand „halber Lähmung der Geistesorgane". Es handelt sich auch hier wieder um eine sehr schematische Form der Arzneigabe, weit weg von einer individuellen Arzneimittelwahl.

---

[262] KMS 2001, S. 299ff

[263] KMS 2001, S. 532ff

[264] Organon-Synopse 2001, S. 440

[265] KMS 2001, S. 648ff

Im Jahre 1816 bekommt seine Niederschrift „Belehrung über die venerische Krankheit und ihre gewöhnlich unrechte Behandlung“[266] eine besondere Bedeutung, da in diesem Jahr Hahnemann die Arbeit an seinem Werk *Die chronischen Krankheiten* aufnimmt. In dieser Schrift empfiehlt Hahnemann nicht nur ein einziges Präparat (Mercurius solubilis) zur Behandlung der Syphilis, sondern kommt bereits in dieser Arbeit auch vergleichend auf die Krätze zu sprechen:

> Die letztere gehört zu den langwierigen Ausschlagskrankheiten (wie die venerische Krankheit) und die Natur bringt auch bey ihr die Krätzpusteln zuerst in der Nähe der Stelle, die vom Krätzgifte anfänglich besudelt war, hervor, [...].[267]

Zu ihrer Behandlung empfiehlt er den „innern Gebrauchs ihres specifischen Heilmittels, des Schwefels.“[268] Wie wir von diesem Zitat ableiten können, ist Hahnemann 1816 weit davon entfernt, im einzelnen Krankheitsfall mit Krätze ein individuelles Arzneimittel zu geben.

Diese Feststellung ist als Grundlage für die Analyse von Hahnemanns Lehre in *Die chronischen Krankheiten* äußert wichtig, weil sie all denjenigen ihre Argumente für eine Ablehnung der Psora-Theorie entzieht, die behaupten, sie sei alleine auf die Senilität seines hohen Alters zurückzuführen. Das Studium seiner frühen Schriften zeigt deutlich, dass seine Psora-Theorie die Ideen seines gesamten Lebens bündelt, und nicht plötzlich aus dem Nichts heraus konstruiert wurde. Tischner schreibt in seinem Artikel:

> Wie wir eben sahen, hat *Hahnemann* schon 1816 die Krätzekrankheit ganz nach dem Vorbild der Syphilis aufgefaßt, und dem ist er auch später treu geblieben, denn seine Darstellung in den „Chronischen Krankheiten“ im Jahre 1828 entspricht dem in allem Wesentlichen, es fehlte bisher nur noch der Name „Psora“. Denselben Standpunkt hat er auch in der zweiten Auflage, in der er ausdrücklich die Psora als „chronische, miasmatische Krankheit“ bezeichnet. (2.Aufl. Bd.1, S.7,

---

[266] KMS 2001, S. 656ff

[267] KMS 2001, S. 658

[268] KMS 2001, S. 658

> 1835). Als Spezifikum dagegen nennt er den Schwefel, wenn er auch mehrfach betont, dass man mit Schwefel allein nur frische Fälle mit Ausschlag wird heilen können. In den anderen Fällen wird außerdem nach den jeweiligen Erscheinungen gemäß dem Simile das passende Mittel gegeben. Am klarsten und kürzesten sagt er einmal im „Organon", dass man in allen Fällen „eine gemeinsame Heilmethode mit den therapeutischen Rücksichten auf jeden individuellen Fall[269] anwenden solle.[270]

Tischner macht Hahnemanns Vorgehen in diesem Absatz sehr deutlich. Solange Hahnemann eine frische Ansteckung vorfindet, bevorzugt er eine standardisierte Behandlung, im Falle der frischen Psoraerkrankung beispielsweise Schwefel. Erst im Falle einer Chronifizierung sucht er nach dem spezifischen Simile. Hahnemann war der Meinung, dass der Großteil der chronischen Krankheiten ein gemeinsames Miasma zur Ursache habe: die Psora. Und da er bei den meisten seiner Patienten eine bestimmte Ursache ihrer chronischen Krankheit vermutete, behandelte er sie zuerst nach den Grundsätzen, die er für die Behandlung „festständiger Krankheiten" aufgestellt hatte. Von seiner Theorie zur Behandlung der „festständigen Krankheiten" von 1801 bis zu seiner Theorie zur Behandlung „chronischer Krankheiten" kann man eine klare Linie der Behandlungsleitlinien erkennen, sowie, dass „die Berücksichtigung der vermeintlichen Ursache im Rahmen von *Hahnemanns* Ansichten von den festständigen Krankheiten folgerichtig ist", so Tischner.

Abschließend lässt sich feststellen, dass Hahnemann seine Patientenfälle aus zweierlei Blickwinkeln betrachtete. Der eine diente ihm dazu, zu erkennen, ob eine objektivierbare Krankheitseinheit mit typischem Charakter und Verlauf vorliegt, der er einen Namen geben und für die er eine festständige Heilart, „als Regel" einführen konnte. War dies nicht der Fall, versuchte er mithilfe des anderen Blickwinkels, die Leiden des Patienten mit dessen subjektiven Empfinden zu verstehen und für diese ein individuelles Heilmittel nach dem Ähnlichkeitsprinzip zu finden. Für Hahne-

---

269 Org. 5. u. 6. Aufl. S. 4

270 Tischner R 1938, S. 360, 361

mann bestand die Herausforderung, einerseits festständige Regeln zu finden, die er von der Heilung des einen Kranken auf einen anderen mit gleichem Symptombild übertragen konnte, und andererseits dem subjektiv empfundenen, individuellen Leiden eines jeden Patienten gerecht zu werden. Die doppelte Weiterentwicklung von Hahnemanns einerseits schematischen aber allgemein gültigen und andererseits individuellen Therapieschemata zeigt dabei die gleiche Problemstellung, die wir heute zwischen einer evidenzbasierten Medizin und den Forderungen nach einer „narrativen Medizin" wiederfinden.

4.9 Die Ätiologie einer miasmatischen Krankheit – Erworben oder vererbt?

Innerhalb der Homöopathie spricht man im Zusammenhang mit dem Thema „Miasmen" häufig von Vererbung. Auch in der bestehenden Sekundärliteratur zu Hahnemanns Werk *Die chronischen Krankheiten* wird immer wieder der Begriff der Vererbung genannt. Vannier schreibt zum Beispiel über die Psora: „Das heißt, dass dies die ererbte und erworbene toxisch-infektöse Last eines Individuums ist."[271] 1978 behauptet Dutta in der englischsprachigen Fachliteratur, dass es sich bei den Miasmen Psora, Syphilis und Sykosis um drei deutlich verschiedene Formen von Gen-Mutationen handelt.[272] Und Stübler stellt 1986 fest: „Es ist vielleicht nicht ganz sinnvoll, eine exakte Unterscheidung zwischen Infektion, Vererbung und Miasma durchzusetzen."[273]. Dagegen gibt es auch solche Stellungsnahmen, die behaupten, Hahnemann hätte sich selbst nie explizit für den Weg der Vererbung ausgesprochen.[274]

Es stellt sich daher die Frage, welche Bedeutung Hahnemann der Idee der Vererbung im Hinblick auf seine Miasmenlehre und seine Theorie zur Behandlung chronischer Krankheiten beigemessen hat.

---

[271] Vannier P 1957, S. 368

[272] Dutta AC 1978, S. 202

[273] Stübler M 1986, S. 135

[274] vgl. Gnaiger J 1986, S. 77

Als Hahnemann die zweite Auflage seines Werkes *Die chronischen Krankheiten* 1835–1839 herausbrachte, besagten die Begriffe „Vererbung" oder „Erbschaft" im allgemeinen Sprachgebrauch nicht viel mehr, als die Weitergabe von Eigentum und Besitz an die „Erben". Zwar hatte Lamarck[275] bereits 1809 seine Evolutionstheorie über die Vererbung erworbener Eigenschaften als erste wissenschaftliche Erklärung der Artenvielfalt veröffentlicht, doch benötigte es nach Hahnemanns Tod 1843 noch weitere 16 Jahre bis Darwin[276] 1859 die moderne Evolutionslehre begründete. Erst 1865 schuf Mendel[277] mit seiner Arbeit „Versuche über Pflanzenhybriden" die Basis zur experimentellen und allgemeinen Genetik, auf der erst Anfang des 20. Jahrhunderts der Begriff „Vererbung" „als Terminus technicus einer neuen Wissenschaft geprägt"[278] wurde. Noch vor Wiederentdeckung der Mendelschen Gesetze um 1900 durch Tschermack-Seysenegg gelang W. Rimpau[279] 1877 zum ersten Mal die Kreuzung von Weizen und Roggen zu fertilen Bastarden. W. Rimpau beschrieb unabhängig von Mendel die nach diesem benannten Gesetze. Auf ihn gründet sich nunmehr fortschreitende systematische Pflanzenzüchtung.[280] Erst mit den Entdeckungen von Mendel und Rimpau kann der Terminus „Vererbung" im Sinne einer genetischen Vererbung verstanden werden.

Hahnemann selbst verwendet den Begriff „Vererbung" nicht. In seinem Werk *Die chronischen Krankheiten* lässt er ausschließlich an einer Stelle das Wort „Erb-Anlage" einfließen:

> Das Erwachen der innern, bisher schlummernden, latenten und (durch gute Körper-Konstitution und günstige äußere Verhältnisse) gleichsam gebunden gehaltenen *Psora* und ihr [ ] Ausbruch zu ernsthaftern Uebeln und Siechthumen kündigt sich durch Erhöhung obiger, die schlummernde *Psora* andeutenden und durch eine zahllose Menge verschiedner andrer Zeichen und Beschwerden an – verschieden je nach

275 J.-B.Lamarck (1744–1829)

276 C.R.Darwin (1809–1882)

277 J.G. Mendel (1822–1884)

278 Klunker W 1998, S. 183

279 Wilhelm Rimpau (1842–1903)

280 vgl. Meinel A 2003

> der verschiednen Körper-Konstitution des Menschen, seiner Erb-Anlage, den verschiednen Fehlern in seiner Erziehung und seine Angewohnheiten, seiner Lebensweise und Diät, seiner Beschäftigungen, seiner Geistes-Richtung, seiner Moralität u.s.w. [281]

Das heißt, er vermutet in der Erb-Anlage, wie auch in Konstitution, Lebensweise, Diät, Beschäftigung und andere Parametern, einen Faktor, der die Symptome einer chronisch miasmatischen Krankheit modifizieren kann. Nicht aber schreibt Hahnemann, dass Miasmen vererbt werden können.

Er verdeutlicht dagegen, dass die Entstehung einer miasmatischen Krankheit über den Weg einer Ansteckung geschieht. Im Falle der Übertragung des „Krätz-Miasms" gilt für ihn, dass sie auch unbemerkt erfolgen kann, und er unterstellt eine „Vielleicht schon in der Wiege oder sonst unerinnerlich mitgetheilte[n] Psora".[282] In Bezug auf ein Neugeborenes präzisiert er an späterer Stelle

> ja, daß oft schon der eben erst an' s Tageslicht kommende kleine Weltbürger bei seinem Durchgange durch die äußeren Geburtstheile seiner (wie nicht selten) mit dem Miasm behafteten Mutter, oder von der bei einer ähnlichen Kreisenden (oder sonst vorher) damit verunreinigten Hand der Geburtshelferin dies unglückliche Loos erhält, oder als Säugling von seiner Amme, oder auf dem Arme seiner Wärterin entweder von dieser oder von dem liebkosenden Streicheln einer fremden, unreinen Hand angesteckt wird.[283]

Aus diesen beiden Zitaten geht einzig hervor, dass Hahnemann in den CK[284] davon ausging, dass eine miasmatische Krankheit von der Mutter bzw. der Amme auf das Kind im Sinne einer Ansteckung weitergegeben werden kann.

---

281 CK, S. 67

282 CK, S. 9

283 CK, S. 49

284 CK = das Werk *Die chronischen Krankheiten*

Erst in der sechsten und letzten Auflage des *Organon* von 1842 erwähnt Hahnemann in den Anmerkungen zu den Paragraphen 78 und 284[285] im Zusammenhang mit chronischen Krankheiten den Begriff „Erbschaft".[286] In der Anmerkung zum Paragraphen 284 empfiehlt Hahnemann für stillende Frauen eine antipsorische – das heißt homöopathische und auf die psorische Ansteckung ausgerichtete – Behandlung der Mutter oder der Amme:

> Da den meisten Säuglingen die Psora durch die Milch der Ammen mitgetheilt zu werden pflegt, wenn sie dieselbe nicht schon durch Erbschaft von der Mutter besitzen, so werden sie auf angegebene Art, durch die arzneiliche Milch der Ammen, zugleich antipsorisch dagegen geschützt.[287]

Erweiternd lehrt Hahnemann einige Zeilen später, dass es sich auch bei den Schwangeren selbst „um die fast stets bei ihnen vorhandene, schon durch Erbschaft ihnen mitgeteilte Psora."[288] handelt, weshalb sie bereits während der Schwangerschaft mit einer Behandlung beginnen sollten, um die Psora „in ihnen und in ihrer Leibesfrucht zu vertilgen, damit ihre Nachkommenschaft im voraus dagegen geschützt sei".[289]

Noch hier könnte man vor dem Hintergrund von Hahnemanns Zeit und seinen Erläuterungen in den CK die Vokabel „Erbschaft" am ehesten im Sinne des heute gebräuchlichen Wortes „Infektion" als Weitergabe eines kontagiösen Miasmas von der Mutter (oder von der Amme) an den Säugling verstehen.

---

[285] Die Anmerkung zum § 284 gehört zu drei Anmerkungen, welche im Manuskript der 6. Organonauflage nicht in Hahnemanns eigener Handschrift vorliegen, sondern zum größten Teil nur in der Handschrift Richard Haehls. Da die letzte Auflage des *Organon* erst 79 Jahre nach Hahnemanns Tod veröffentlicht wurde, erweist sich die Treue zum Original in dieser Anmerkung als problematisch. Dies sei im Folgenden zu bedenken.

[286] ORG 6, S. 164, § 78; S. 300, § 284

[287] ORG 6, S. 300, § 284

[288] ORG 6, S. 300, § 284

[289] ORG 6, S. 300, § 284

In der Anmerkung zu § 78 differenziert Hahnemann die „wahren natürlichen, chronischen Krankheiten", welche „von einem chronischen Miasm entstanden", jedoch noch genauer.

Er bezeichnet sie ebenda als eine „durch Ansteckung oder Erbschaft eingeprägte Krankheit".[290]

Diese Anmerkung ist der einzige Ort in Hahnemanns Gesamtwerk, in dem er zur Frage der Ätiologie chronischer Krankheiten konkret zwischen Ansteckung und Erbschaft unterscheidet. Hahnemann scheint sich insofern tatsächlich mit der Möglichkeit der Heredität chronischer Krankheiten beschäftigt zu haben. Dies bestätigt auch ein Bericht von Dr. Peschier aus Genf, der Hahnemann im August 1832 in Köthen besuchte. Dr. Peschier berichtete:

> Hahnemann schreibt genauestens die Totalität der Symptome oder die gesamte Gruppe der Leiden des Patienten nieder, wobei er alle konstitutionellen Leiden, die sich früher bei ihm gezeigt haben, oder irgendeinen heriditären Makel, der für seine Vorfahren charakteristisch ist, mit einschließt.[291]

Zusammenfassen lässt sich, dass Hahnemann einzig im *Organon* 6 in der Anmerkung zum § 78 zwischen Ansteckung und Erbschaft als Ätiologie miasmatischer chronischer Krankheiten unterschied. Da Lamarcks Evolutionstheorie über die Vererbung erworbener Eigenschaften von 1809 bis zu Hahnemanns Tod damals die einzige große und bekannte Vererbungslehre war, lässt sich vermuten, dass Hahnemann davon ausging, dass erworbene Krankheiten weitervererbt werden können. Dies kann jedoch nicht genau belegt werden. Darüber hinaus zählte Hahnemann die Erbanlage zu den Faktoren, welche die Symptomatik eines chronisch kranken Patienten mit beeinflussen. Ab ca. 1830 bezieht Hahnemann bei seiner Anamneseerhebung sowohl früher aufgetretene Leiden des Patienten, als auch vererbte Leiden, welche für die Vorfahren des Patienten charakteristisch sind, das heißt familiäre hereditäre Belastungen, für seine Mittelwahl mit ein.[292] Es

[290] ORG 6, S. 164, § 78, Anmerkung

[291] Bradford 1895, S. 290

[292] vgl. Laborde Y, Risch G 2002, S. 135

scheint für Hahnemann jedoch nicht entscheidend gewesen zu sein, eine Einteilung in erworbene und vererbte chronischen Krankheiten vorzunehmen, denn es ist davon auszugehen, dass er diese Unterscheidung in diesem Fall an weiteren Stellen betont und herausgestellt hätte.

4.10 Der Konstitutionsbegriff bei Hahnemann

„Konstitution" ist in der Anthropologie definiert als „die vorwiegend erbbedingte körperlich-seelisch-geistige Struktur des Menschen, sein physisches Erscheinungs-, Funktions- und Leistungsgefüge (Habitus), damit verbunden sein Charakter, Temperament, Verhalten sowie die Neigung zu bestimmten Krankheiten und Belastungen."[293]

Hahnemann verwendet den Terminus „Konstitution" in seinem Werk *Die chronischen Krankheiten* und im *Organon der Heilkunst*[294]. In der heutigen Homöopathie werden die Begriffe miasmatisch und konstitutionell oftmals im gleichen Sinne gebraucht. Hahnemann jedoch differenzierte den Terminus „Konstitution" vom Begriff des Miasmas, indem er an unterschiedlichen Stellen beschrieb, dass die Konstitution eines Menschen nur einer von mehreren Faktoren ist, welcher den Ausprägungsgrad und Verlauf einer miasmatischen Krankheit beeinflussen kann[295]. Laut Hahnemann gestalten sich die durch das psorische Miasma entstandenen unzähligen chronischen Krankheiten

> bei dem einen Menschen so, bei dem andern anders [...], je nach eines Jeden Körper-Konstitution, Erziehungs-Fehlern, Angewöhnungen, Beschäftigung, äußeren Verhältnissen, und so noch durch verschiedene psychische oder physische Eindrücke modificirt, zu mancherlei Krankheitsformen[296]

[293] Bibliographisches Institut & F. A. Brockhaus AG, 2000

[294] CK, S. 7, 56, 62, 66, 67, 98, 100, 130, 177, 178; ORG 6, S. 135, § 81

[295] vgl. Czech B 1998, S. 147

[296] CK, S. 98

Darüber hinaus betont Hahnemann, dass jedoch selbst die robusteste Körperkonstitution nicht die Kraft habe, die miasmatische Krankheit ohne medizinische Hilfe zu überwinden.

> so bleibt die innere Psora-Krankheit [...] ohne Hilfe der Kunst unauslöschlich, durch die eignen Kräfte selbst der besten robustesten Körper-Konstitution unvertilgbar und stets im Zunehmen begriffen bis an's Ende des Lebens.[297]

Bei Hahnemann beschränkt sich das Wortverständnis von „Konstitution", wie für das 19. Jahrhundert typisch, auf die körperliche Ebene.[298] Meist wird der Terminus Konstitution „im Sinne eines Maßes für die körperliche Kräftigkeit verwendet"[299].

Heute finden wir in der Homöopathie Bezeichnungen wie Konstitutionstyp, Arzneimittelkonstitution oder auch psorische, syphilitische und sykotische Konstitution, diese verwendete Hahnemann jedoch nicht. Czech kommt 1996 zu dem Ergebnis, dass ein konstitutioneller Lehr- und Therapieansatz bei Hahnemann selbst nicht vorliegt.[300] Die konstitutionelle Betrachtungsweise in der Homöopathie entstand zufolge Czechs erst durch Einwirkungen der Lehre von Grauvogels[301] 1866 und durch die breite Entwicklung konstitutioneller Lehren im Rahmen der Schulmedizin Anfang des 20. Jahrhunderts und führte dazu, dass verschiedene Aspekte der Lehre Hahnemanns in Bezug auf die Konstitution erweitert und umgedeutet wurden.

Zusammenfassend ergibt sich, dass für Hahnemann „Konstitution" lediglich ein Faktor neben anderen ist, der die Symptomatik einer chronischen Krankheit modifizieren kann,[302] weil eine

[297] CK, S. 56

[298] vgl. Czech B 1998, S. 147

[299] Czech B 1998, S. 147

[300] Czech B. Der konstitutionell-typologische Ansatz in der deutschsprachigen Homöopathie des 19. und frühen 20. Jahrhunderts. Med. Diss., Tübingen, 1996

[301] Grauvogl E v 1866

[302] vgl. Wischner M 2001, S. 149, § 81

> Menge von Umständen zur Bildung dieser großen Verschiedenheit chronischer Krankheiten [...] beizutragen pflegen, auch außer der unbeschreiblichen Mannigfaltigkeit der Menschen in ihren angebohrnen Körper-Constitutionen.[303]

4.11 Modifizierende Faktoren der Psora-Symptomatik

Zur Erklärung wie ein Miasma „zur Bildung dieser großen Verschiedenheit chronischer Krankheiten" führen kann, nennt Hahnemann im *Organon* eine „Menge von Umständen":

> Einige dieser, die Ausbildung der Psora zu chronischen Uebeln modificirenden Ursachen, liegen offenbar theils im Clima und der besonderen, natürlichen Beschaffenheit des Wohnorts, theils in der so abweichenden Erziehung des Körpers und Geistes der Jugend, der vernachlässigten, verschrobenen, oder überfeinerten Ausbildung beider, dem Missbrauche derselben im Berufe oder den Lebens-Verhältnissen, der diätetischen Lebensart, den Leidenschaften der Menschen, ihren Sitten, Gebräuchen und Gewohnheiten mancher Art.[304]

So entstehen aus einem Miasma unterschiedliche Beschwerden,

> verschieden je nach der verschiednen Körper-Konstitution des Menschen, seiner Erb-Anlage, den verschiednen Fehlern in seiner Erziehung und seine Angewohnheiten, seiner Lebensweise und Diät, seiner Beschäftigungen, seiner Geistes-Richtung, seiner Moralität u.s.w.[305]

Die Umstände, welche eine chronischen Krankheit zum Ausbruch bringen, die Art ihrer Ausprägung modifizieren oder ihre Heilung behindern können, lassen sich in beeinflussbare und unbeeinflussbare Faktoren einteilen.[306] Als unbeeinflussbar gelten Alter, Geschlecht, Erb-Anlage, Konstituti-

[303] ORG 6, S. 167, § 81

[304] ORG 6, § 81, Anmerkung 1

[305] CK, S. 67

[306] Diese Einteilung ist Idee der Autorin, sie geht nicht auf Hahnemann zurück.

on, Disposition, Klima sowie vorausgegangene, die Lebenskraft schwächende medizinische Behandlungen. Zu den beeinflussbaren Faktoren zählen Diät, Lebensweise (inklusive Beruf, Beschäftigung, Sitten, Gewohnheiten, Moralität, Wohnort) und der psychische Zustand des Patienten.

Mit den beeinflussbaren Faktoren setzt sich Hahnemann tiefgehender auseinander und gibt spezifische Ratschläge zu Diät, Lebensweise und dem Umgang mit seelischer Belastung, die im Folgenden näher erläutert werden sollen.

4.12 Diätetik – Diät und Lebensordnung

Hahnemann ist am ehesten als Diätetiker im klassischen Sinne zu verstehen.[307] Diätetik im klassischen Sinne beinhaltet weit mehr als nur die Einhaltung bestimmter Speiseregeln, sie erstreckt sich auf die gesamte Lebensführung. Ziel der klassischen Diätetik war die Gleichgewichtsherstellung der *Res naturales* (Elemente, Säfte, Konstitution). Um dieses Gleichgewicht wiederherzustellen versuchte man als Arzt die sechs *Res nonnaturales* (Luft, Speise und Trank, Bewegung und Ruhe, Schlafen und Wachen, Ausscheidungen, Gefühle) zu beeinflussen.[308] Hahnemanns Empfehlungen an seine Patienten bewegen sich alle im Rahmen dieser sechs *Res nonnaturales*. Hahnemann strebt dabei zwar nicht eine Gleichgewichtsherstellung der *Res naturales* im Sinne der Humoralpathologie an, aber sein Ziel ist ebenfalls die Wiederherstellung eines gesunden Gleichgewichtes: das der gesunden Lebenskraft.

Bereits zeitgleich zur Entwicklung der Homöopathie beschäftigte sich Hahnemann mit den Möglichkeiten, Genesung mittels gesunder Diät und Lebensführung zu unterstützen. Schon 1792 betonte er „Reinlichkeit, frische Luft und gesunde Diät ist den Genesenden unnachlässig zu empfeh-

[307] Der Beginn der klassischen Diätetik ist bis in die hippokratische Medizin zurückzuführen. In der Römischen Kaiserzeit wurde sie von Galenos von Perganon aufgegriffen und erweitert. Basierend auf der Humoralpathologie Galens spielte sie auch zu Hahnemanns Zeit noch eine entscheidende Rolle.

[308] vgl. Eckart WU 2005

len."[309] Er plädierte damals beim Thema Diät und Lebensführung für ein individuelles Vorgehen, indem er Ratschläge wie „Mäßigkeit und Acht auf das was deiner individuellen Konstitution in jedesmaliger Lage am besten bekömmt."[310] gab. Darüber hinaus kritisierte er die damaligen Diätetiker, welche starre Vorschriften gaben, und wünschte ihnen, „daß sie sich mehr ins Spezielle einließen"[311] und mehr Rücksicht auf die besonderen Körperbeschaffenheiten nahmen. Zur richtigen Lebensweise pries er:

> Sich selbst über seine schädlichen Angewohnheiten zur Rede stellen, seinen Körper studiren, die seiner Natur angemessenste Lebensordnung befolgen und heldenmäßig sich alles versagen, was seine individuelle Gesundheit untergraben könnte, oder wohl gar schon zernichtet hat[312].

Auch dem tätigen Arzt selbst riet er eine gemäßigte Lebensweise,

> daß man sich während dieser Beschäftigung nicht von schwärmerischen Leidenschaften hinreißen lasse; Ausschweifungen in der Liebe, im Zorn, im Gram und im Kummer, so wie Anstrengung im Geiste aller Art, sind große Beförderungen aller Ansteckung.[313]

1805 führte Hahnemann dann auch stets wiederkehrende Krankheitsrezidive (trotz eines zunächst wirkenden Arzneimittels) auf Fehler in Diät und Lebensordnung zurück:

> Merkt man aber, daß der Genesende von dem kurativ hülfreichen Arzneimittel, eine gleich große, auch wohl erhöhete Gabe fortbrauchen muß, um keinen Rückfall zu leiden, so ist dieß ein deutliches Zeichen, daß die die Krankheit erzeugende Ursache noch fortwährt, die man

309 KMS, S. 157. Aus: Zusatz, 1792

310 KMS, S. 138. Aus: Freund der Gesundheit, 1792: Diätisches Gespräch, vorzüglich über den Mageninstinkt

311 KMS, S. 142. Aus: Freund der Gesundheit, 1792. Diätisches Gespräch, vorzüglich über den Mageninstinct

312 KMS S. 119. Aus: Freund der Gesundheit, 1792. Vorwort

313 KMS, S. 129. Aus: Freund der Gesundheit, 1792

> dann freilich abschaffen muß, wenn die Genesung von Dauer seyn soll – ein Fehler der Diät (Schwelgen im Thee, Kaffee, Wein Branntwein u.s.w.) oder in der übrigen Lebensordnung (z. B. Säugen bei geschwächtem Körper, Missbrauch des Geschlechtstriebes, Stubensitzen, fortwährende Zänkereien u.s.w.).[314]

Ab 1810 mit Erscheinen der ersten Organonauflage forderte er dazu auf, auf alles, was nur irgendwie eine arzneiliche Wirkung auf die feinen homöopathischen Gaben haben könnte, zu verzichten.

> Bei der so nöthigen als zweckmäßigen Kleinheit der Gaben, im homöopathischen Verfahren, ist es leicht begreiflich, daß in der Cur alles Uebrige aus der Diät und Lebensordnung entfernt werden müsse, was nur irgend arzneilich wirken könnte, damit die feine Gabe nicht durch fremdartig arzneilichen Reiz überstimmt und verlöscht, oder auch nur gestört werde (...).[315]

Auch Hahnemanns Arzneiprüfer mussten vor und während der homöopathischen Arzneiprüfung am Gesunden eine geregelte Lebensordnung einhalten. Er schreibt über seine Prüfer:

> Auch wußte ich daß sie genau die eingeschränkte Diät und die Leidenschaftsfreie Lebensordnung bei den Versuchen treulich befolgt hatten, um sicher beobachten zu können, was die Umstimmungskraft der genommenen Arznei rein und deutlich in ihrem Befinden hervorbrachte.[316]

Hahnemanns hatte sich demnach jahrelang mit Diätetik und ihrer Anwendung am Patienten[317] auseinandergesetzt, als er in seinem Werk *Die chronischen Krankheiten* besondere Hinweise zu Diät und Lebensordnung für

[314] KMS, S. 402. Aus: Heilkunde der Erfahrung, 1805

[315] ORG 6, § 259. Hahnemann schrieb jedoch bereits 1810 im ORG 1, § 223 über Heilungshindernisse

[316] KMS, S. 655. Aus: RAL,1816. Vorerinnerung

[317] s. Hahnemanns Patientenbriefe, z. B. Haehl, 1922 II, S. 54–65

chronisch Kranke hinzufügte.[318] Obwohl die arzneiliche Behandlung weiterhin „die Hauptsache“[319] blieb, beschrieb er Einschränkungen und Modifikationen der Lebensweise als zusätzlich nötig, um eine Kur langwieriger chronischer Krankheiten möglich werden zu lassen. Hahnemann riet hierbei vor allem zu Mäßigkeit,

> Mäßigkeit in allen, selbst unschädlichen Genüssen ist eine Haupt-Pflicht für chronisch Kranke[320],

und erlaubt dem chronisch Kranken nur, was auch dem Gesunden nicht schaden würde. Ergänzend gibt er besondere Empfehlungen für spezielle Beschwerden.[321] Allerdings müsse der Arzt „bei seinen Vorschriften der Diät und Lebensweise den Umständen nachgeben“[322], das heißt auf die Möglichkeiten des Patienten – auf dessen Compliance – achten.

Auch im *Organon* 6 stellt Hahnemann noch einmal heraus, welche Fehler in Diät und Lebensordnung er für Verstärker der Krankheit oder Hindernisse der Heilung hält:

> Für chronisch Kranke ist daher die sorgfältige Aufsuchung solcher Hindernisse der Heilung um so nöthiger, da ihre Krankheit durch dergleichen Schädlichkeiten und andre krankhaft wirkende, oft unerkannte Fehler in der Lebensordnung gewöhnlich verschlimmert worden war (2).
>
> (2) Kaffee, feiner chinesischer und andrer Kräuterthee; Biere mit arzneilichen, für den Zustand des Kranken unangemessen Gewächssubstanzen angemacht, sogenannte feine, mit arzneilichen Gewürzen bereitete Liqueure, alle Arten Punsch, gewürzte Schokolade, Riechwasser und Parfümerieen mancher Art, stark duftende Blumen im Zimmer, aus Arzneien zusammengesetzte Zahnpulver und Zahnspiritus, Riechkißgen, hochgewürzte Speisen und Saucen, gewürztes Backwerk und Ge-

---

[318] Näheres s. Kapitel 3.4

[319] CK, S. 132

[320] CK, S. 138

[321] s. S. 37

[322] CK, S. 132

> frornes mit arzneilichen Stoffen, z. B. Kaffee-Vanille- u.s.w. bereitet, rohe, arzneiliche Kräuter auf Suppen, Gemüße von Kräutern, Wurzeln und Keim-Stengeln (wie Spargeln mit langen, grünen Spitzen, Hopfenkeime und alle Vegetabilien, welche Arzneikraft besitzen, Sellerie, Petersilie, Sauerampfer, Dragun, alle Zwiebel-Arten, u.s.w., alter Käse und Thierspeisen welche faulicht sind, oder (Fleisch und Fett von Schweinen, Enten und Gänsen, oder allzu junges Kalbsfleisch und saure Speisen; Salate aller Art) welche arzneiliche Nebenwirkungen haben, sind eben so sehr von Kranken dieser Art zu entfernen als jedes Uebermaß, selbst das des Zuckers und Kochsalzes, so wie geistige, nicht [S. 208] nicht mit viel Wasser verdünnte Getränke; Stubenhitze, schafwollene Haut-Bekleidung, sitzende Lebensart in eingesperrter Stuben-Luft, oder öftere, bloß negative Bewegung (durch reiten, Fahren, Schaukeln), übermäßiges Kind-Säugen, langer Mittagsschlaf im Liegen (in Betten), Lesen in wagerechter Lage, Nachtleben, Unreinlichkeit, unnatürliche Wohllust, Entnervung durch Lesen schlüpfriger Schriften, Onanism oder, sei es aus Aberglauben, sei es um Kinder-Erzeugung in der Ehe zu verhüten, unvollkommener, oder ganz unterdrückter Beischlaf; Gegenstände des Zornes, des Grames, des Aergernisses, leidenschaftliches Spiel, übertriebne Anstrengung des Geistes und Körpers, vorzüglich gleich nach der Mahlzeit; sumpfige Wohngegend und dumpfe Zimmer; karges Darben, u.s.w. Alle diese Dinge müssen möglichst vermieden oder entfernt werden, wenn die Heilung nicht gehindert oder gar unmöglich gemacht werden soll. Einige meiner Nachahmer scheinen durch Verbieten noch weit mehrer, ziemlich gleichgültiger Dinge, die Diät des Kranken unnöthig zu erschweren, was nicht zu billigen ist.[323]

Und so gilt für die Behandlung „zuerst das allgemeine Befinden durch zweckmäßige Lebensordnung zu bessern und zugleich die innere Psora zu heilen[324]".

---

[323] ORG 6, § 260

[324] KMS, S. 777. Aus: Beilage A [zur Versammlung des Vereins für homöopathische Heilkunst], 1830

> Die, beim Arzneigebrauche in chronischen Krankheiten zweckmäßigste Lebensordnung, beruht auf Entfernung solcher Genesungs-Hindernisse und dem Zusatze des hie und da nöthigen Gegentheils: unschuldige Aufheiterung des Geistes und Gemüths, active Bewegung in freier Luft, fast bei jeder Art von Witterung, (tägliches Spazierengehen, kleine Arbeiten mit den Armen), angemessene, nahrhafte, unarzneiliche Speisen und Getränke u.s.w.[325]

Zusammenfassen lässt sich, dass Hahnemann neben der homöopathischen Arzneitherapie zu einer gesunden Diät und Lebensordnung rät, welche auf alles verzichtet, was den feinen arzneilichen Reiz überstimmen, auslöschen oder auch nur stören könnte. Im Zentrum steht hierbei Mäßigkeit in allen Dingen. Bei den Vorschriften an den Patienten sei dabei auf dessen Compliance zu achten und lieber Nachsicht zu üben, als hartnäckig auf unausführbare Vorschriften zu bestehen. Hahnemann räumt somit „der traditionellen Diätetik einen gebührenden Raum in Theorie und Praxis ein“[326], die Arzneimitteltherapie bleibt jedoch Mittelpunkt seines Behandlungsansatzes.

4.13 Psychische Leiden – Ein systemischer Ansatz?

Hahnemann ist der Auffassung, dass „Gram und Verdruß“ „die häufigste Aufregung der schlummernden Psora zu chronischer Krankheit, so wie die häufigste Verschlimmerung schon vorhandener chronischer Uebel im Menschen-Leben“ darstellt.[327] „Ununterbrochener Kummer oder Aergerniß“ führt „zum Ausbruche aller erdenklichen chronischen Leiden“. Neben Erheiterung des Gemüts des Kranken und Abhalten von Langeweile empfiehlt Hahnemann daher

> alles anzuwenden, was im Bereiche seines Einflusses auf den Kranken und seine Angehörigen und Umgebungen liegt, um Gram und Aergerniß von seinem Kranken zu entfernen.

325 ORG 6, § 261

326 Wischner M 2000, S. 274

327 CK, S. 140

Gelingt es nicht, eine „dauernde Entfernung dieser größten Zerstörungs-Mittel des Lebens zu bewirken“[328], das heißt, gelingt es weder die äußeren Verhältnisse zu ändern, noch dem Patienten dahingehend zu unterstützen, die krankmachende Situation anders zu erleben und sie „gelassen [...] ertragen“ zu können, so hält Hahnemann eine Fortsetzung der Therapie für sinnlos. „Unter fortwährendem Kummer und Verdrusse [...], wo der Lebens-Haushalt durch stete Angriffe auf das Gemüth zerstört wird“, sei selbst die meisterhafteste Kur aussichtslos, denn

> Die Fortsetzung des schönsten Baues ist thöricht, wenn der Grund der Gebäudes täglich, obwohl nur allmählig von anspülenden Wellen untergraben wird.[329]

Hahnemann vertritt mit diesem Standpunkt einen systemischen Ansatz. Insofern sich das kranke System nicht ändert, glaubt er nicht an die Heilungschance eines Systemelementes.

Über den Einfluss des psychischen Zustandes auf den Ausbruch oder die Verschlimmerung von chronischen Krankheiten hinaus, schildert Hahnemann seit 1810 eigenständige „Gemüthskrankheiten“. Er kennt zum einen psychische Krankheiten, welche auf dem Boden von „Körper-Krankheiten“ entstehen, die wir heute als somatopsychische Krankheiten bezeichnen würden.[330] Zum anderen beschreibt er Krankheiten, welche

> vom Gemüthe aus, Anfang und Fortgang nehmen, durch anhaltenden Kummer, Kränkung, Aergerniß, Beleidigungen und große, häufige Veranlassungen zu Furcht und Schreck.[331].

Heute würden wir zu dieser Gruppe die psychosomatische Krankheiten sowie die funktionellen und somatoformen Störungen rechnen.[332]

---

328 CK, S. 140

329 CK, S. 141

330 ORG 6, §§ 215-224

331 ORG 6, § 225: Hahnemann geht bei diesen Gemütskrankheiten davon aus, dass vor Entstehen der Krankheit durch ein psychisches Leiden eine „geringe Kränklichkeit“ im Sinne eines Psora-Miasms bestanden hat. (ORG 6, § 225, § 227)

> Diese Art von Gemüthskrankheiten verderben dann oft mit der Zeit, auch den körperlichen Gesundheits-Zustand, in hohem Grade.[333]

Hahnemann ist seit 1829 der Meinung, dass sowohl die somatopsychischen als auch die psychosomatischen und somatoformen Krankheiten auf dem Boden eines zugrundeliegenden psorischen Miasma entstehen und daher einer antimiasmatischen Kur bedürfen.[334]

Bei den somatopsychischen Krankheiten, welche „nichts anderes als Körper-Krankheiten" sind, bis sie zur „Geistes- und Gemüths-Krankheit ausartete[n]", sind sowohl Körper-Symptome als auch der charakteristische „Geistes- und Gemüths-Zustand des Patienten ausschlaggebend für die homöopathische Mittelwahl. Die Arzneitherapie steht hierbei im Vordergrund. Dagegen lassen sich die psychosomatischen Krankheiten

> so lange sie noch neu sind und den Körper-Zustand noch nicht allzusehr zerrüttet haben, durch psychische Heilmittel [...] in Wohlbefinden der Seele (und bei angemessener Lebensordnung, auch scheinbar in Wohlbefinden des Leibes) verwandeln.[335]

Psychische Heilmittel sind dabei am ehesten im heutigen Sinne einer unterstützenden psychotherapeutischen Begleitung zu verstehen. Als Merkmal, wie Gemütskrankheiten mit körperlicher Ursache von jenen psychischer Ursache unterschieden werden können, dient Hahnemann eine Verbesserung der psychisch verursachten Leiden durch psychotherapeutische Gespräche. Demgegenüber werden „wahre, auf Körper-Krankheit beruhende Gemüths- oder Geistes-Krankheit schnell dadurch verschlimmert".[336] Jedoch auch bei allen körperlich verursachten Gemütskrankheiten muss

---

332 ORG 6, § 225–230

333 ORG 6, § 225

334 ORG 6, § 222, § 227. (1829: ORG 4 § 219, § 222)

335 ORG 6, § 226

336 ORG 6, § 224

> als beihülfliche Seelen-Diät, ein passendes, psychisches Verhalten von Seiten der Angehörigen und des Arztes gegen den Kranken sorgfältig beobachtet werden. [....].[337]

Hahnemann fordert je nach Gemütszustand ein bestimmtes Verhalten der Umgebung.

> Dem wüthenden Wahnsinn muß man stille Unerschrockenheit und kaltblütigen, festen Willen, – dem peinlich klagenden Jammer, stummes Bedauern in Mienen und Gebehrden, – dem unsinnigen Geschwätze, nicht ganz unaufmerksames Stillschweigen, – einem ekelhaften und gräuelvollen Benehmen und ähnlichem Gerede, völlige Unaufmerksamkeit entgegensetzen. Den Verwüstungen und Beschädigungen der Außendinge beuge man bloß vor, verhüte sie, **ohne dem Kranken Vorwürfe darüber zu machen,** und richte alles so ein, daß durchaus alle körperlichen Züchtigungen und Peinigungen wegfallen.[338]

Außerdem sind dem Kranken gegenüber „Widerspruch, eifrige Verständigungen, heftige Zurechtweisungen und Schmähungen", sowie Nachgiebigkeit, „Hohn, Betrug und ihnen merkliche Täuschung" ebenso wie „alle Arten von Störungen ihrer Sinne und ihres Gemüths von außen" zu vermeiden. Dagegen ist es entscheidend, dass man dem Kranken das Gefühl gebe „als ob man ihnen Vernunft zutraue."[339]

Abschließend lässt sich feststellen, dass Hahnemann sich für einen Arzt des frühen 19. Jahrhunderts ausführlich mit psychischen Leiden befasst hat. Er differenzierte die Einwirkung der Psyche auf chronische Krankheiten gegenüber eigenständigen Gemütskrankheiten, die entweder auf einer körperlichen oder auf einer psychischen Ursache beruhen und – integriert in seine Miasmenlehre – alle ein „Psora-Miasm" zum Grunde haben. Bei allen drei Zuständen plädiert Hahnemann für eine psychische Begleitung des Kranken durch den Arzt und die Angehörigen, wozu er in

---

337 ORG 6, § 228
338 ORG 6, § 228
339 ORG 6, § 229

vielen Fällen eine Umstellung des sozialen Systems in dem der Patient lebt für nötig hält, ohne die er eine Heilung für unmöglich betrachtet.

Demnach gesteht er dem psychischen Zustand sowie dem sozialen Umfeld des chronisch kranken Patienten einen wichtigen Anteil am Krankheits- wie auch am Heilungsprozess zu.

4.14 Krankheitsvorstellung – Eine Verwurzelung im Vitalismus

Um Hahnemanns Denkmodell zur Entstehung von chronischen Krankheiten (über die Miasmentheorie hinaus) noch besser nachvollziehen zu können, bedarf es einer Auseinandersetzung mit Hahnemanns Imagination von „Was bedeutet gesund und was krank?".

> Im gesunden Zustande des Menschen waltet die geistartige, als Dynamis den materiellen Körper (Organism) belebende Lebenskraft (Autokratie) unumschränkt und hält alle seine Theile in bewundernswürdig harmonischem Lebensgange[340]

Solange die Lebenskraft[341] im Gleichgewicht ist, ist der Mensch für Hahnemann gesund. Bei akuten Krankheiten wird das „Lebensprincip"[342] durch „schnelle Erkrankungsprocesse" „innormal" verstimmt. Chronicche Krankheiten dagegen sind die, „welche [...] den lebenden Organism, jede auf ihre eigne Weise, dynamisch verstimmen und ihn so allmälig so vom gesunden Zustande entfernen".[343] Dadurch, dass der Prozess bei chroni-

---

[340] ORG 6, § 9

[341] Lebenskraft (lat. *vis, vitalis*) bezeichnet die im Vitalismus angenommenen sogenannten nicht-materiellen Kräfte, die den belebten Naturkörpern zusätzlich zu chemischen und physikalischen Gesetzmäßigkeiten eigen sein sollen.

[342] Hahnemann benutzt die Begriffe „Lebensprincip", „Dynamis" und Lebenskraft gleichbedeutend.

[343] ORG 6, §72

schen Krankheiten langsam und anfangs oft unbemerkt vor sich geht, kann die Lebenskraft

> ihnen beim Anfange, wie bei ihrem Fortgange, nur unvollkommen, unzweckmäßigen, unnützen Widerstand entgegensetzen, sie aber, durch ihre eigne Kraft nicht in sich selbst auslöschen [...], sondern [muß] unmächtig dieselbe fortwuchern und sich selbst immer innormaler umstimmen lassen [...], bis zur endlichen Zerstörung des Organism; man nennt sie **chronische** Krankheiten. Sie entstehen von dynamischer Ansteckung durch ein chronisches Miasm.[344]

Die Vorstellungen von „Lebenskraft" und „dynamischer Ansteckung" erhalten in Hahnemanns Krankheitskonzept eine besondere Betonung. Den Begriff der Lebenskraft verwendet er bereits in seinen frühen Schriften ab 1796. Für ihn ist der Organismus „ohne Belebung von der instinktartig fühlenden und ordnenden Dynamis [...] wenig denkbar".[345] Sein Denken geht hier auf vitalistische Anschauungen zurück. Seinen Lebenskraftbegriff teilt er dabei am ehesten mit seinem Zeitgenossen Hufeland.[346] Als einer der Vertreter des Vitalismus kritisiert Hahnemann die materiellen An-

---

344 ORG 6, §72

345 ORG 6, §15

346 Der Vitalismus wurde von Aristoteles begründet, im 12. und 13. Jahrhundert wiederentdeckt und beherrschte die Anfänge der wissenschaftlichen Biologie bis ins 16. und 17. Jahrhundert. Mit Begründung mechanistisch-materialistischer Lebenstheorien durch R. Descartes u. a. Mitte des 17. Jahrhunderts setzte der fast 300 Jahre währende Streit zwischen Vertretern materialistischer und idealistischer Lebenslehren ein. Herausragende Vertreter des Vitalismus im 17. und 18. Jahrhundert waren G. E. Stahl, A. von Haller und J. F. Blumenbach. Zu Beginn des 19. Jahrhunderts entwickelten F. W. J. von Schelling, J. Ch. Reil, G. R. Trevianus, L. Oken u. a. naturphilosophische Systeme, in denen der Lebenskraftbegriff weniger auf konkrete biologische Leistungen als auf prinzipielle Naturgegebenheiten bezogen war. Unter den ärztlichen Kollegen die Hahnemann respektierte, war es Hufeland, dessen Hauptwerk „Makrobiotik" unter dem Leitgedanken der Lebenskraft stand.

schauungen der Ärzte seiner Zeit und vertritt die Idee einer dynamischen Ansteckung.[347]

> Wenn der Mensch erkrankt, so ist ursprünglich nur diese geistartige, in seinem Organism überall anwesende, selbstthätige Lebenskraft (Lebensprincip) durch den, dem Leben feindlichen, dynamischen [...] Einfluß eines krankmachenden Agens verstimmt; nur das zu einer solchen Innormalität verstimmte Lebensprincip, kann den Organism die widrigen Empfindungen verleihen und ihn zu so regelwidrigen Thätigkeiten bestimmen, die wir **Krankheit** nennen[348]

Er hält die Lebenskraft für einen dynamischen Empfänger, welche durch dynamische Reize der Außenwelt verstimmt werden kann, und ebenfalls auch nur durch dynamische Beeinflussungen wieder in einen harmonischen, sprich gesunden Zustand zurückversetzt werden kann.

> Von schädlichen Einwirkungen auf den gesunden Organism, durch die feindlichen Potenzen, welche von der Außenwelt her das harmonische Lebensspiel stören, kann unsre Lebenskraft als geistartige Dynamis nicht anders denn auf geistartige (dynamische) Weise ergriffen und afficirt werden und alle solche krankhafte Verstimmungen (die Krankheiten) können auch durch den Heilkünstler nicht anders von ihr entfernt werden, als durch geistartige (dynamische).[349]

Auch bei der Ansteckung mit dem chronischen Miasma der Psora geht Hahnemann von einer dynamischen Ansteckung aus.

> Wir brauchen die Ansteckung nicht erst in vollgestopften Spitälern, Fabrik- und Gefangenen-Sälen oder in Waisenhäusern oder in den schmutzigen Hütten der Armuth aufzusuchen; selbst im freien Leben, in der Abgezogenheit, wie im vornehmen Stande schleicht sie sich ein.[...] Sobald das Krätzmiasm z. B. die Hand berührt, [...] bleibt es in dem Augenblicke, wo es gehaftet hat, nicht mehr örtlich. [...] Der Ner-

---

347 ORG 6, § 54

348 ORG 6, § 11

349 ORG 6, § 16

> ve, welcher das Miasm zuerst ergriff, hatte es schon den Nerven des übrigen Körpers unsichtbar, dynamisch mitgetheilt, und der lebende Organism ward sofort von dieser specifischen Erregung im Stillen dergestalt durchdrungen, daß er genöthigt war, das psorische Miasm sich allmählig anzueignen, bis die Veränderung des Ganzen zu einem durchaus psorischen Menschen, das ist, die innere Ausbildung der *Psora* vollendet worden.[350]

An dieser Stelle wird deutlich, dass Hahnemann die Psora zwar für eine Ansteckungskrankheit hält, Ansteckung jedoch im Sinne seiner vitalistischen Anschauungen versteht. Das heißt, er spricht von einer „dynamischen" oder einer „geistartigen" Form der Ansteckung. Die Beschreibung einer Ansteckung im infektiösen oder parasitären Sinne, wie zum Beispiel als Hahnemann 1792 noch „äusserst kleine Thierchen" oder „eine Art Milben" als Ursache der Krätze angab[351], findet sich in späteren Schriften nicht mehr. Wenn Hahnemann das Wort „parasitär" gebraucht, so im metaphorischen Sinne. Er bezeichnet das chronische Miasma als „Parasiten-Existenz im menschlichen Organism", welches „sich immerdar erhöhen und wachsen" kann.[352] Aufgrund des langsamen, ein Leben lang dauernden Sich-Ausbreitens im Körper habe es viel Zeit und Gelegenheit gehabt, sich „allmählig, gleichsam in alle Fugen des zartesten Lebens-Baues seine parasitischen Wurzeln zu flechten", damit es dann

> endlich so innig mit dem Organism verwebt wird, daß außer angemessenster ärztlicher Behandlung, sorgfältiger Lebensordnung und Folgsamkeit des Kranken, auch noch Geduld desselben und gehörig viel Zeit erforderlich seyn müsse, um diesen vielarmigen, dynamischen Polypen in allen seinen Theilen zu vernichten, unter Schonung der Selbständigkeit des Organisms und seiner Kräfte.[353]

[350] CK, S. 49
[351] KMS, S. 157. Aus: Zusatz, 1792
[352] CK, S. 11
[353] CK, S. 170

An anderer Stelle bezeichnet er das psorische Miasma als „halbgeistig[]“[354], eine Erklärung was halbgeistig bedeutet, liefert Hahnemann jedoch nicht.

Krankheiten sind für Hahnemann demnach dynamische Verstimmungen der Lebenskraft. Bei akuten Krankheiten besitzt die Lebenskraft die Fähigkeit auf den akuten Reiz zu reagieren, bei chronischen Krankheiten, deren dynamische Verstimmung (nach Ansteckung in einem Augenblick) nur schleichend eintritt, spricht Hahnemann der Lebenskraft die Möglichkeit ab, die chronische Krankheit von selbst zu überwinden.

Bis Hahnemann seine Theorie über *Die chronischen Krankheiten* entwickelte, hielt er den Menschen von Natur aus für gesund und vertrat bis zur dritten Organonauflage 1824 die Meinung, dass

> täglich und stündlich mehre Krankheitserregungs-Ursachen auf uns ein[wirken], aber sie vermögen unser Gleichgewicht nicht aufzuheben und die Gesunden nicht krank zu machen; die Thätigkeit der Lebenserhaltungs-Kraft in uns pflegt den meisten zu widerstehen; der Mensch bleibt in der Regel gesund.[355]

Erst bei dem Versuch über die Psoralehre zu erklären, warum chronische Krankheiten für die homöopathische Arzneitherapie eine besondere Schwierigkeit darstellt, lässt Hahnemann eine miasmatische Ansteckung und damit auch die Chance eine chronische Krankheit zu entwickeln zum Regelfall werden. Nach ihm gehören ab 1828 die „von der *Psora* unangesteckt gebliebenen Menschen unter die seltenern“[356]. Bis zur 3. Organonauflage ist der Mensch für Hahnemann also in der Regel gesund, ab Veröffentlichung von *Die chronischen Krankheiten* und ab der 4. Organonauflage tragen die meisten Menschen eine dynamische miasmatische Ansteckung mit sich. Krank müssen diese Menschen deshalb jedoch nicht sein, denn diese Ansteckung und nach ihr die innere Ausbreitung der Krankheit können auch unauffällig verlaufen. Sie kann sich jedoch auch mit der Zeit in unzähligen Symptomen (unterschiedlich je nach Konstitution, Erb-Anlage, Umweltfaktoren, Diät und Lebensordnung) äußern. Hahnemann nimmt

---

[354] CK, S. 177

[355] ORG 3, § 25

[356] CK, S. 49

auch 1842 noch an, dass „**Krankheiten** nichts als **Befindensveränderungen des Gesunden** sind, die sich durch Krankheitszeichen ausdrücken“[357], sowie, dass Erkrankung nur dann eintritt, wenn unser Organismus dazu disponiert ist, denn

> die feindlichen, theils psychischen, theils physischen Potenzen im Erdenleben, welche man krankhafte Schädlichkeiten nennt, [besitzen] nicht unbedingt die Kraft, das menschliche Befinden krankhaft zu stimmen [...]; wir erkranken durch sie nur dann, wenn unser Organism so eben dazu disponirt und aufgelegt genug ist, von der gegenwärtigen Krankheits-Ursache angegriffen und in seinem Befinden verändert, verstimmt und in innormale Gefühle und Thätigkeiten versetzt zu werden – sie machen daher nicht Jeden und nicht zu jeder Zeit krank.[358]

Gesundheit ist für Hahnemann demnach ein Gleichgewichtsspiel zwischen einer harmonisch gestimmten Lebenskraft, welche „zur Erhaltung der Gesundheit bestimmt[ ]“[359] ist, und Faktoren wie der Disposition des Organismus zu Krankheit, miasmatischer (erworbener oder ererbter) Ansteckung, Fehler in Lebensordnung, Diät und ärztlicher Behandlung, Umweltfaktoren sowie psychische oder physische Belastungen. Treten Krankheitssymptome auf, so ist dies ein Zeichen einer dynamisch verstimmten Lebenskraft. Heilung entspricht der Rückkehr der Lebenskraft in ihr harmonisches Gleichgewicht.

Hahnemanns Idee einer dynamische Ansteckung spiegelt das Unwissen seiner Zeit über die Ätiologie von Krankheiten wider. Er wusste nichts über Viren, Bakterien und über ein Immunsystem. Die Vorstellung einer Lebenskraft, die den Organismus belebt und zusammen mit diesem das „lebende [...] Ganze“[360] bildet, zeigt Hahnemanns Verwurzelung in vitalistischen Anschauungen.

---

357 ORG 6, § 19
358 ORG 6, § 31
359 ORG 6, § 72
360 ORG 6, § 13

4.15 Arzt-Patienten-Interaktion – Subjektivität versus Objektivität

Den besten Einblick in die von Hahnemann gewünschte Arzt-Patienten-Interaktion erhält man über seine Angaben zur Anamneseerhebung.[361] Hahnemann fordert dort eine „Individualisierung" jedes Krankheitsfalles,[362] das heißt ein sich Einlassen auf das subjektive Erleben des Patienten von seiner Krankheit. Dazu verlangt Hahnemann vom Arzt „Unbefangenheit und gesunde Sinne, Aufmerksamkeit im Beobachten und Treue im Aufzeichnen des Bildes einer Krankheit".[363] Um möglichst die individuelle Wahrnehmung des Patienten zu erfahren, empfiehlt er, den Patienten ohne Unterbrechung ausreden zu lassen und die Krankengeschichte in der Wortwahl des Patienten und seiner Angehörigen zu notieren.[364] Hat der Patient seinen Spontanbericht beendet, so vervollständigt der Arzt durch näheres Nachfragen das Symptombild. Er fragt nach den speziellen Modalitäten der einzelnen Symptome,[365] stellt offene Fragen zu vorherigen Angaben, zu denen er noch nähere Informationen wünscht, „ohne [...] jemals dem Kranken bei der Frage schon die Antwort zugleich mit in den Mund zu legen",[366] oder stellt offene Fragen zu bislang nicht Erwähntem[367] – entsprechend der heutigen Systemanamnese. Ist „das Bild der Krankheit ziemlich vervollständigt", so ist es dem Arzt gestattet, „nähere, speziellere", d.h. geschlossene Fragen zu stellen.[368] Anschließend notiert er sich seine eigenen Beobachtungen, d.h. die Eindrücke vom Patienten, die er während des Gespräches wahrgenommen hat,

[361] ORG 6, §§ 82–99, §§ 206–208, § 5, § 7
[362] ORG 6, § 82
[363] ORG 6, § 83
[364] ORG 6, § 84
[365] ORG 6, § 86
[366] ORG 6, § 87
[367] ORG 6, § 88
[368] ORG 6, § 89

> Z:B: Wie der Kranke bei dem Besuche gebehrdet hat, ob er verdrießlich, zänkisch, hastig, weinerlich, ängstlich, verzweifelt oder traurig, oder getrost, gelassen, u.s.w.; ob er schlaftrunken oder überhaupt unbesinnlich war?[369]

und erkundigt sich beim Patienten, „was demselben hievon in gesunden Tagen eigen gewesen" ist. Um eruieren zu können, ob es sich um eine natürliche Krankheit handelt, oder ob der Zustand des Patienten durch „vorgängigen Arzneigebrauch" (homöopathisch oder allopathisch) verändert wurde, besteht Hahnemann auf eine Medikamentenanamnese.[370] Ebenso legt er Wert auf Ursachenforschung.

> Den etwanigen entehrenden Veranlassungen, welche der Kranke oder die Angehörigen nicht, gern, wenigstens nicht von freien Stücken gestehen, muß der Arzt durch klügliche Wendungen der Fragen oder durch andre Privat-Erkundigungen auf die Spur kommen suchen.[371]

Hierzu gehören Ausschweifungen jeglicher Art, Ansteckung mit „Syphilis", dem „Feigwarzen-Tripper" oder mit der „Krätze", unverarbeiteter Kummer und Gram, Selbstmordversuche und anderes mehr. Besonders bei chronisch kranken Patienten muss nach Faktoren, welche die Krankheit erregen oder unterhalten können, gesucht werden. Man beachte dabei „die besondern Verhältnisse des Kranken in Absicht seiner gewöhnlichen Beschäftigungen, seiner gewohnten Lebensordnung und Diät, seiner häuslichen Lage u.s.w".[372]

Diese besonders tiefe „Erkundigung des Zustandes chronischer Krankheiten" empfiehlt Hahnemann bereits seit 1810 mit Erscheinen der ersten Organonauflage.[373] Im Unterschied zu den Akutkrankheiten, bei denen die Abweichungen vom Gesunden dem Patienten wie dem Arzt noch leicht zugänglich sind, weil sie so „neu und auffallend"[374] sind, for-

---

[369] ORG 6, § 90, Anmerkung 1
[370] ORG 6, § 91 und § 207
[371] ORG 6, § 93
[372] ORG 6, § 94. vgl. auch § 208
[373] ORG 1, § 73
[374] ORG 6, § 99

dern die chronischen Krankheiten eine „bis in die kleinsten Einzelheiten gehen[de]",[375] ausführliche Anamnese, da die Patienten viele Nebensymptome häufig „wenig oder gar nicht mehr achten", weil sie diese nach jahrelanger Gewöhnung „fast für Gesundheit ansehen".[376] Um zur vollständigen „Gestalt der Krankheit" zu gelangen, welche ihn zum passenden homöopathischen Arzneimittel führt, muss Hahnemann jedoch auch die kleinsten Nebensymptome eines Patienten kennen, da gerade sie, wenn sie für dessen Krankheit untypisch und auffallend sind, ihm den Weg zum homöopathischen Mittel weisen können.

Mit Entwicklung der Psora-Lehre erhält die Anamneseerhebung bei Hahnemann einen neuen Schwerpunkt. Betont Hahnemann bis dahin die Wichtigkeit, eine genaue Beschreibung des aktuellen Symptombildes zu erhalten (unter Mitberücksichtigung von zurückliegenden Ursachen), so rücken ab 1829 die „bedeutungsvollsten Momente aus der ganzen Krankheits-Geschichte des langwierigen Siechthums" in den Mittelpunkt, „um dessen **Grundursache**, die meist auf einem chronischen Miasm beruht, ausfindig zu machen".[377] Dies gilt sowohl für chronische, als auch für akute Krankheiten, denn Hahnemann vermutet auch von den akuten Krankheiten, dass sie „meist nur überhingehende Aufloderungen latenter Psora"[378] sind. Krankheit wird ab diesem Zeitpunkt also eher im Verlauf, von ihrem Beginn (der eventuell schon bei den Vorfahren liegt) bis zum aktuellen Zeitpunkt der Anamneseerhebung betrachtet. Bis dahin wurde der Blick stärker auf das aktuelle Symptombild gerichtet. Neben diesem tritt ab 1828 die Ursachenkenntnis stärker in den Vordergrund. Für die Praxisanweisungen bleiben es zwar weiterhin „einzig die Symptome", welche auf die geeignetste Arznei hinweisen, doch ist ab 1828 verstärkt auf ein „etwaniges Miasm" oder die Krankheit verursachende oder erhaltende „Nebenumstände"[379] zu achten.

[375] ORG 6, § 95
[376] ORG 6, § 95. ORG 1, § 74
[377] ORG 6, § 5
[378] ORG 6, § 73
[379] ORG 6, § 7

In Hahnemanns Frühwerk steht in der Anamnese die individuell erlebte Krankheitsgestalt – das subjektive Erleben des Patienten seiner Krankheit – im Zentrum. Mit Entwicklung der Psora-Lehre und somit Weiterentwicklung der Idee der festständigen Krankheiten gewinnt eine objektive Betrachtung mit dem Ziel von Ursachenfindung und deren Behandlung an Bedeutung. Hahnemann hat sich mit dieser Weiterentwicklung in ein Spannungsfeld – zwischen dem Wunsch nach einem möglichst subjektiven Verständnis vom Krankheitserleben des Patienten und dem Ziel der Ursachenkenntnis von Krankheiten, welches deren kausale Behandlung erlaubt – begeben. Dieses Spannungsfeld führt dazu, dass er an unterschiedlichen Stellen mal die Wichtigkeit der „Subjektivität" und an anderem Ort die Wichtigkeit der „Objektivität" bei der Begegnung mit Krankheiten herausstellt. Dies bringt unterschiedliche und missverständliche Angaben mit sich. Innerhalb der Homöopathie haben diese (zusammen mit der Unklarheit des „Psora-Begriffes") seit Erscheinen der Psora-Lehre zu innerhomöopathischen Spaltungen geführt. Hahnemann ließ sich mit seinen theoretischen Erklärungsversuchen des frühen 19. Jahrhunderts auf ein Spannungsfeld ein, vor dem wir Ärzte auch heute noch täglich stehen: der Entscheidung, wie viel Objektivität über die Ursachen der Krankheit und wie viel Subjektivität über das Krankheitserleben des Patienten nötig ist, um eine gute Arzt-Patienten-Interaktion zu ermöglichen, und somit einen optimalen Heilerfolg zu unterstützen.

Neben den Angaben zur Anamneseführung zeigt vor allem Hahnemanns Hinweis, dass bei Ratschlägen zur Diät und Lebensführung besonders auf die Compliance des Patienten zu achten sei, wie wichtig ihm eine Rücksichtnahme auf die Möglichkeiten des Patienten und somit auch auf dessen Autonomiemöglichkeit war.

4.16 Das Gesamtkonzept zur Behandlung chronischer Krankheiten

„Zur Behandlung chronischer Krankheiten entwickelte Hahnemann ein Gesamtkonzept."[380]

Im Zentrum dieses Konzeptes steht die Gabe der homöopathischen Arznei. Sie wird nach dem Ähnlichkeitsprinzip ausgewählt. Hierzu muss der homöopathische Arzt

> zuerst den ganzen Zustand des Kranken, die erinnerliche Veranlassung und die Unterhaltungs-Ursache seines Uebels, seine Lebensweise, seine Geistes-, Gemüths- und Körper-Beschaffenheit sammt allen Symptomen (nach Anleitung dazu im Organon) aus[]spähen und hierauf ein, für möglichst all diese Momente, wenigstens für die auffallendsten und sonderlichsten, mit seinen eigenthümlichen Symptomen in Aehnlichkeit passendes Arzneimittel im Buche von den chronischen Krankheiten selbst, so wie in der reinen Arzneimittellehre u.s.w. auf[]suchen[381].

Er wähle die homöopathische Arznei somit nach dem Ähnlichkeitsprinzip, wie im *Organon* beschrieben, berücksichtige bei der Mittelwahl jedoch die neu hinzugekommenen antipsorischen Arzneien aus dem Buch *Die chronischen Krankheiten*. Bei der arzneilichen Therapie achte er darauf, die typischen Fehler homöopathischer Ärzte zu vermeiden.[382] Hierzu zählen eine falsche Arzneiwahl, eine zu starke Dosis, einen zu voreiligen Wechsel des Arzneimittels, eine falsche Gabe von Zwischenmitteln, die Arznei nicht auswirken zu lassen und die homöopathische Erstverschlimmerung zu unterbrechen.[383]

---

[380] Bandelin 2003, S. 113

[381] CK, S. 150

[382] CK, S. 147ff

[383] Auf konkrete Angaben zur homöopathischen Praxis (Weg der Arzneimittelfindung, Wahl der Potenz, Verabreichungsform und -häufigkeit) wird bewusst verzichtet, da diese Angaben für die theoretische Diskussion dieser Arbeit nicht von Bedeutung sind.

Um den bestmöglichen Erfolg einer Therapie chronischer Krankheiten zu sichern, hält Hahnemann jedoch zusätzlich eine Mitbeachtung der Gesamtumstände für nötig.[384] Zu den Gesamtumständen zählen für ihn die Diät und Lebensweise sowie die psychosoziale Situation des Patienten. Er schreibt:

> „Der Einfluß der Lebensordnung und Diät auf Heilungen ist nicht zu verkennen; aber der Arzt darf beide nur in chronischen Krankheiten unter seine Leitung nehmen, nach Principien, die ich im speciellen Theile entwickeln werde. In den acuten Krankheiten aber (den Zustand des vollen Deliriums ausgenommen), entscheidet der feine und untrügliche Takt des hier erwachten innern Sinnes der Lebenserhaltung so deutlich, so bestimmt, so naturgemäß, daß der Arzt blos die Angehörigen und die Krankenwärter zu bedeuten hat, dieser Stimme der Natur kein Hinderniß durch Versagung Übertreibung oder schädliche Anerbietungen und Zudringlichkeiten in den Weg zu legen."[385]

Bei akuten Krankheiten empfiehlt Hahnemann der inneren Stimme des Patienten als Wegweiser für die richtige Diät und Lebensordnung zu folgen. In chronischen Fällen dagegen soll der Arzt dem Patienten Anweisungen zu einer richtigen Diät und Lebensführung geben. Für geschwächte, kränkelnde und dahersiechende Personen gilt:

> Ihre Kräfte müssen vorher durch eine kräftige Diät und tägliche Bewegungen in freyer Luft sich erst erhoben haben, ehe die venerische Krankheit mit örtlichen Schankern und Feigwarzen mit Glück und schnell (je schneller die Cur, desto weniger leidet der Kranke vom Quecksilber) bloß von innen geheilt und ausgerottet werden kann.[386]

Ebenso wichtig wie die Behandlung mithilfe von Arzneien und Anweisungen zur gesunden Diät- und Lebensordnung ist für Hahnemann die seelische Befindlichkeit des chronisch Kranken. „Unglückliche familiäre Verhältnisse, Mobbing am Arbeitsplatz, Arbeitslosigkeit, Trauer und Leiden-

384 CK, S. 131

385 KMS, S. 416. Aus: Heilkunde der Erfahrung, 1805

386 KMS, S. 530. Aus: Ueber die venerischen Krankheiten und ihre Cur, 1809

schaften sind Heilungshindernisse und somit Zustände, die angegangen werden müssen."[387] Auch die sozialen Umstände, in denen der Patient lebt, spielen bei Hahnemann eine entscheidende Rolle in seinem Behandlungskonzept. „Seine Vorstellung vom Arztsein bekommt sozialpolitische Dimensionen, wenn er als abzuschaffen ungesunde und feuchte Wohnverhältnisse, Arbeit in Sümpfen, Hunger und Armut aufzeigt."[388]

Neben der homöopathischen Arzneitherapie und unterstützenden Maßnahmen in Diät, Lebensführung, psychischem Befinden und sozialer Situation plädiert Hahnemann darüber hinaus dazu, sein Behandlungskonzept durch eine parallele Anwendung von Methoden, welche die Heilung über eine Stärkung der Lebenskraft erleichtern können, zu ergänzen. Zu diesen Methoden zählte er den Mesmerismus[389] (inklusive Massage)[390], den Magnetismus[391] oder Kaltwasseranwendungen[392]. Den Mesmerismus empfiehlt er beispielsweise zur Heilung langjähriger Lokalübel an kleinen, sehr nervenreichen Stellen des Körpers, bei denen es sich um vertriebene Lokalübel von weniger wichtigen Stellen des Körpers handelt. Die Lebenskraft scheint an diesen Stellen um ein vielfaches geschwächt. Auch wenn der Arzt ein zweckmäßiges Antipsorikum wählt, so bessert sich das Lokalübel meist nur wenig oder gar nicht. Um die Lebenskraft an dieser Stelle zu stimulieren, empfiehlt er, sie täglich massieren zu lassen. Dies geschehe „mit voller Energie des Gemüths" für ein bis zwei Minuten nahe der viel-

[387] Bandelin 2003, S. 116

[388] Bandelin 2003, S. 115

[389] Als Mesmerismus bezeichnet man die von dem Arzt und Theologen Franz Anton Mesmer (1734–1815) 1775 erfundene Heilkunst, welchen den „tierischen Magnetismus" ausnutzt. Bei dieser Therapie legt der Heiler seine Hand auf den Patienten, wodurch magnetische Heilströme auf diesen übergehen und eine Besserung der Erkrankung bewirken sollen.

[390] ORG 6, §§ 288, 289, 290

[391] ORG 6, §§ 286, 287

[392] CK, S. 176 und ORG 6, § 291

jährig kranken Stelle bis „gewöhnlich in der kranken Stelle die Empfindung eines angenehmen Windhauchs entsteht".[393]

Gesellt sich zu einer chronischen Krankheit ein akuter, lebensbedrohlicher Zustand und bleibt dem homöopathischen Mittel zum Wirken keine Zeit, so gestattet Hahnemann – im Notfall – auch zu allopathischen, palliativen Mitteln zu greifen, bis dass „die Reizbarkeit und Empfindung (das physische Leben) [...] wieder aufgeregt" worden ist.[394]

Zusammenfassend lässt sich feststellen, dass Hahnemann zur Behandlung chronischer Krankheiten ein Gesamtkonzept aus homöopathischer Arzneitherapie, gebesserter Diät- und Lebensordnung, psychosozialer Begleitung und ergänzenden nicht-homöopathischen Therapiemethoden heranzog.

4.17 Zusammenfassung der Analyse

Im Zentrum von Hahnemanns Theorie zur Entstehung und Behandlung von chronischen Krankheiten steht seine Lehre von den natürlichen chronischen Krankheiten. Zu diesen zählt er nur jene, welche durch ein Miasma übertragen werden und welche ohne ärztliche Kunst lebenslang im Körper bestehen bleiben und stetig anwachsen. Eine natürliche chronische Krankheit ist für ihn somit miasmatisch, dauerhaft und progredient. Neben den natürlichen chronischen Krankheiten kennt Hahnemann uneigentliche chronische Krankheiten und künstlich verursachte Krankheiten. Erstere sind durch chronische, ungesunde Lebensweise verursacht und vergehen bei gebesserter Lebensweise von selbst. Letztere, die Kunstkrankheiten, sind durch Arzneien und medizinische Kunstfehler verursacht und heilen, wenn überhaupt nach Weglassen des Auslösers allein durch die Lebenskraft (Abb. 1).

---

393 Hahnemann S. Beilage A [zur Versammlung des Vereins für homöopathische Heilkunst, am 10. August 1830]. [Stapfs] Arch. f. d. hom. Hlkst. (1830), 9. Bd., 3. H., 72–79. In: KMS, S. 778

394 ORG 6, § 67

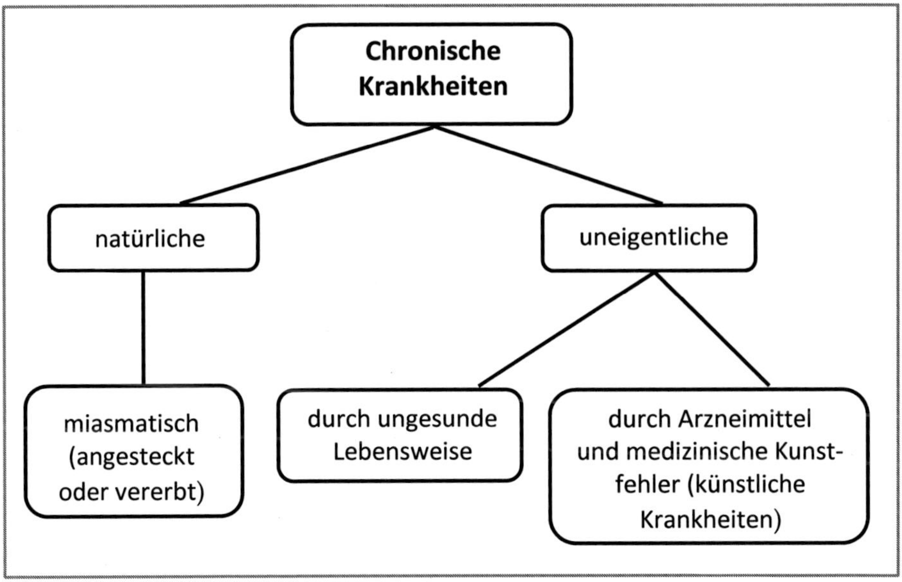

Abb. 1: Hahnemanns Theorie zur Entstehung und Behandlung von chronischen Krankheiten

Die natürlichen chronischen Krankheiten, welche durch ein Miasma übertragen werden, sind diejenigen, für die Hahnemann sein Behandlungskonzept entworfen hat. Miasmatisch bedeutet für Hahnemann übertragbar. Diese Übertragung kann per Ansteckung oder Erbschaft geschehen. Hahnemann versteht den Begriff Ansteckung in seinen späteren Schriften nur noch im Sinne einer dynamischen oder geistartigen Form. Hier finden wir seine Verwurzelung in vitalistischen Anschauungen wieder.

Erbschaft bezeichnet für ihn die Weitergabe einer miasmatischen Ansteckung von einer Generation an die nächste. In welchem Sinne er den Begriff Erbschaft verwendet, bleibt fraglich, denn eine Vererbung im genetischen Sinne war zur Zeit Hahnemanns noch nicht bekannt. Die Evolutionslehre von Lamarck, der die Vererbung erworbener Eigenschaften vertrat, war die damals einzig bekannte. Hahnemann könnte deshalb von der Vorstellung geprägt worden sein, dass Krankheiten, die durch Ansteckung erworben wurden, auch durch Erbschaft an die nächste Generation weitergegeben werden können.

Zu den natürlichen chronischen Krankheiten zählt Hahnemann die Psora, die Syphilis und die Sykosis. Die Syphilis stellt für Hahnemann den Prototyp einer chronisch-miasmatischen Krankheit dar. Von diesem hat er die anderen beiden chronischen Miasmen abgeleitet. Hahnemann Syphilisbegriff ist ein rein medizinischer Begriff, welcher Ätiologie, Erscheinungsbild und Verlauf dieser Krankheit umfasst. Daher ist er dem medizinischen Fortschritt unterworfen und verlangt, durch den heutigen Syphilisbegriff ersetzt zu werden.

Beim Miasma der Sykosis vermischte Hahnemann die heute getrennt betrachteten Krankheitsentitäten der Gonorrhö und der Feigwarzen. Verstehen wir wie zu Hahnemanns Zeiten unter Miasma einen übertragbaren Krankheitserreger, so müssen wir heute von zwei unterschiedlichen Miasmen sprechen oder Hahnemanns Sykosebegriff aufgeben.

Hahnemanns Psorabegriff ist der am schwierigsten zu fassende Terminus der drei chronischen Miasmen. Einerseits beschreibt Hahnemann unter „Psora" eine ansteckende Krankheit. Andererseits entwickelte er die Vorstellung seiner Zeitgenossen von „der vertriebenen Krätze als Verursacherin zahlreicher chronischer Krankheiten" zur Theorie der „Urkrankheit Psora" weiter, die er für 7/8 aller chronischen Krankheiten verantwortlich macht. Die Psora ist für Hahnemann demzufolge eine infektiöse Krankheit, die durch Ansteckung oder Vererbung weitergegeben werden kann, und welche sich nach Verschwinden des Krätzeausschlags aufgrund eines Gestaltenwandels zu unzähligen, – je nach einwirkenden Faktoren – unterschiedlichen chronischen Krankheiten weiterentwickeln kann. Da sich heute 7/8 aller chronischen Krankheiten nicht mit ein und demselben Krankheitserreger erklären lassen und aufgrund Hahnemanns Beschreibungen keine konkrete Gestalt der Urkrankheit Psora zu definieren ist, bleibt dem Psorabegriff Hahnemanns die Anerkennung als nosologische Einheit verwehrt. Am ehesten lassen sich die chronischen miasmatischen Krankheiten Hahnemanns heute als chronische Krankheiten verstehen, die eine infektiöse oder eine genetische Ätiologie aufweisen.

Alle drei chronischen Miasmen Hahnemanns zeichnen sich dadurch aus, dass sie nach Ansteckung und Ausbreitung als latente Krankheit im Körper ein Lokalsymptom auf der Haut produzieren, welches die innere Krankheit entlastet. Wird das Lokalsymptom durch äußerliche Arzneianwendungen von der Haut vertrieben oder weicht der Krätzeausschlag des psorischen Miasmas von selbst, so kommt es zum Ausbruch der inneren Krankheit. Es erfolgt ein Gestaltenwandel der Krankheit, welcher zu unzähligen chronischen Krankheiten führen kann. Hahnemann nannte diesen Gestaltenwandel Metaschematismus. Zu welchem Krankheitsbild er sich letztendlich vollzieht, wird durch unterschiedlichste modifizierende Faktoren beeinflusst. Zu diesen Faktoren gehören einerseits unbeeinflussbare, wie Alter, Geschlecht, Erb-Anlage, Konstitution, Disposition, Klima und vorausgegangene medizinische Behandlungen, sowie andererseits beeinflussbare Faktoren wie Diät, Lebensweise und der psychische Zustand des Patienten (Abb. 2).

Der Terminus „Konstitution" stellt für Hahnemann nur einen dieser modifizierenden Faktoren dar. Er verwendet ihn meist im Sinne eines Maßes für die körperliche Kräftigkeit. Ein konstitutioneller Lehr- und Therapieansatz, wie er heute innerhalb der Homöopathie weit verbreitet ist, liegt bei Hahnemann selbst nicht vor.

Die Hypothese des beschwichtigenden Lokalsymptoms kann, aufgrund aktueller Verlaufsdokumentationen der Syphilis, heute nicht mehr aufrechterhalten werden. Ebenso wenig wird die Hypothese bestätigt, dass die äußerliche Behandlung lokaler Hautübel im Allgemeinen zum Ausbruch innerer Krankheiten führt. Beispiele wie das gehäufte Auftreten von Asthma nach dem Vertreiben einer Neurodermitis von der Haut werfen jedoch die Frage auf, ob der Gestaltenwandel einer Krankheit möglich ist. Diese Fragestellung kann alleine mithilfe klinischer Studien beantwortet werden.

Hahnemanns Vorstellung von Krankheit und Gesundheit beruhen auf den vitalistischen Anschauungen seiner Zeit. Ist der Mensch gesund, befindet sich seine Lebenskraft in einem harmonischen Gleichgewicht. Diese erhält die Gesundheit gegenüber krankheitsverursachenden Faktoren (Disposition, miasmatische Ansteckung, Fehler in Lebensordnung, Diät, ärztlicher Behandlung, schädliche Umweltfaktoren, psychische und physische Belastung) aufrecht.

Chronische Krankheiten sind für Hahnemann schleichend auftretende dynamische Verstimmungen der Lebenskraft, die sie nicht von alleine wieder zu überwinden vermag. Heilung entspricht daher der Rückkehr der Lebenskraft in ihr harmonisches Gleichgewicht.

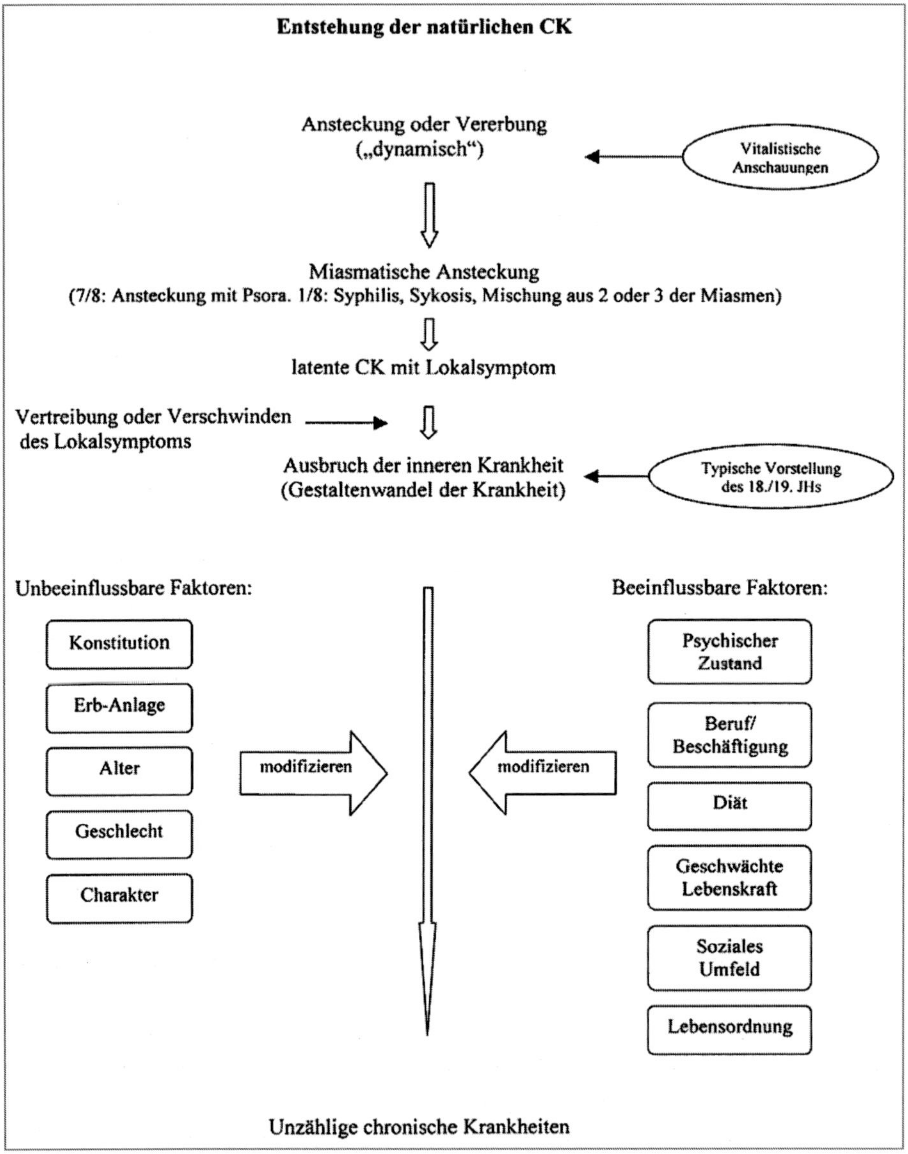

Abb. 2: Entstehung der natürlichen chronischen Krankheiten

Hahnemanns Konzept zur Heilung chronischer Krankheiten arbeitet daraufhin, dass die dynamisch verstimmte Lebenskraft wieder harmonisch und uneingeschränkt arbeiten kann. Hierzu erfragt und erforscht der Arzt die bedeutungsvollsten Momente aus der ganzen Krankengeschichte, um Informationen über den gesamten Zustand des Kranken, den Auslöser und die Ursache der Erkrankung zu erfahren. Daraufhin wählt er ein für „all diese Momente, wenigstens für die auffallendsten und sonderlichsten, [...] in Aehnlichkeit passendes Arzneimittel", das heißt eine homöopathische Arznei. Diese wirkt laut Hahnemann auf dynamisch Weise. Sie beinhaltet das Potential, eine dynamisch verstimmte Lebenskraft (durch einen dem Krankheitszustand ähnlichen dynamischen Reiz) dazu anzuregen, die Verstimmung zu überwinden und ihre unverstimmte, gesundheitserhaltende Tätigkeit zurückzukehren.

Um dauerhafte Gesundheit erreichen und aufrechterhalten zu können, fordert Hahnemann, neben der dynamisch wirkenden Arznei alle pathogenetischen Faktoren zu minimieren. Das heißt der Arzt soll den Patienten darin unterstützen, krankheitsverursachende Ernährungs- und Lebensgewohnheiten sowie seelische oder soziale Belastungen zu vermindern, wenn nicht gar zu beseitigen. Hahnemanns umfassende Empfehlungen zur Diät und Lebensordnung fußen zum größten Teil auf den Anweisungen der klassischen Diätetik, die zu Hahnemanns Lebenszeit noch eine entscheidende Rolle spielte. Hahnemanns Anweisungen, dem psychischen Zustand sowie dem sozialen Umfeld des Patienten einen wichtigen Anteil im Krankheitswie auch am Heilungsprozess zuzugestehen, zeigt darüber hinaus, dass Hahnemann sich für einen Arzt des 19. Jahrhunderts ausführlich mit psychischen Leiden und mit dem Gebiet der Sozialmedizin befasst hat. Er differenzierte die Einwirkung der Psyche auf chronische Krankheiten gegenüber eigenständigen Gemütskrankheiten, denen entweder eine physische oder eine psychische Ursache zugrunde liegen kann. Bei allen drei Zuständen vermutete er, dass das psorische Miasma an der Krankheitsentwicklung mitbeteiligt ist. Er plädierte deshalb dafür, eine antimiasmatitische Arzneitherapie mit psychotherapeutischen Gesprächen durch den Arzt und einer Begleitung durch die Angehörigen zu kombinieren. Mit Hahnemanns Stellungnahme, die Fortführung einer Behandlung bei anhaltenden pathogenen äußeren Verhältnissen für sinnlos zu erklären, wird deutlich, dass er eine dauerhafte Gesundheit des Patienten nur dann für möglich hält, wenn dieser sich als Systembestandteil in seiner Umgebung stimmig erleben kann. Hahnemann legt darauf Wert, den Patienten und seine Krankheit immer auch vor dessen sozialem Umfeld zu verstehen. Seine Bemühen im Bereich der Hygiene, wie die Förderung besserer Wohn-, Arbeits- und Lebensverhältnisse der Patienten, zeigen die sozialpolitische Dimension seiner ärztlichen Tätigkeit.

Genügen die homöopathische Arzneitherapie und die bisher genannten unterstützenden Maßnahmen zur Heilung nicht aus, so kann eine geschwächte Lebenskraft der Grund sein. In solchen Fällen ist die Therapie durch nicht-homöopathische, die Lebenskraft stimulierende Therapiemethoden (z. B. Mesmerismus) zu ergänzen.

Zur Heilung der Syphilis und der Sykosis, sowie zur Behandlung eines frischen Krätzeausschlags empfiehlt Hahnemann standardisierte Therapieschemata anzuwenden. (siehe Kap. 3.3) Solch standardisierte Therapieschemata scheinen im ersten Augenblick Hahnemanns individueller Vorgehensweise nach dem Ähnlichkeitsprinzip zu wiedersprechen. Überblickt man Hahnemanns Lebenswerk im Verlauf, so wird deutlich, dass er seine Patientenfälle spätestens seit seiner Theorie über die „festständigen Krankheiten" von 1801 aus zwei unterschiedlichen Perspektiven betrachtet hat. Einerseits fühlte sich Hahnemann stets herausgefordert, festständige Regeln zu finden, die er bei sich gleichenden Krankheitsbildern von einem Patienten auf einen anderen übertragen konnte, andererseits versuchte er seit dem Beginn seiner homöopathischen Arbeit dem subjektiv empfundenen, individuellen Leiden jedes einzelnen Patienten gerecht zu werden. Dadurch konnte es neben der Weiterentwicklung von Hahnemanns individuellen Therapieidealen parallel zur Ausarbeitung standardisierter Behandlungsschemata kommen.

Zusammenfassen lässt sich, dass Hahnemann in seiner Arzneitherapie ein individuelles Vorgehen nach dem Ähnlichkeitsprinzip mit einem standardisierten Vorgehen bei „festständigen Krankheiten" kombinierte.

Hahnemanns Gesamtkonzept zur Therapie chronischer Krankheiten geht weit über eine rein antimiasmatische Behandlung hinaus. Es setzt sich aus den Elementen der homöopathischen Arzneitherapie, Anordnungen in Diät und Lebensführung, psychotherapeutischer Begleitung, sozialer Unterstützung und nicht-homöopathischen ergänzenden Verfahren zusammen (Abb. 3).

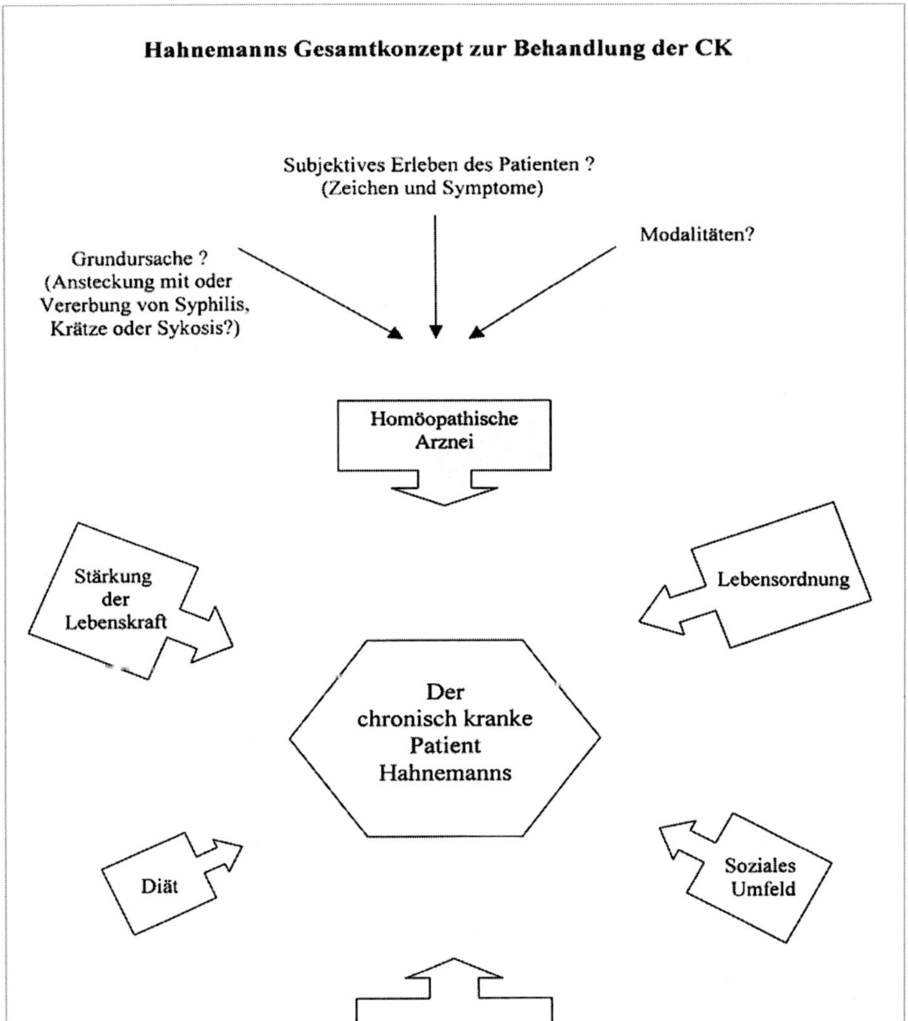

Abb. 3: Hahnemanns Gesamtkonzept zur Entstehung der chronischen Krankheiten

5. Medizintheorie zu Anfang des 21. Jahrhunderts

5.1 Einleitung

Der Begriff „Theorie" kommt vom altgriechischen *theoria* und bedeutete im alten Griechenland „Anschauung", „Betrachtung" oder auch „Mutmaßung". Heute bezeichnet „Theorie" nicht mehr die unmittelbare Beobachtung, sondern die Grundlagen, Prinzipien, Ordnungsgefüge und Gesetze eines Wissenschaftsgebietes. Lukowsky[395] verwendet den Begriff hinsichtlich der Medizin als „Problemdenken". „Problemdenken" wurde innerhalb der Medizin in den vergangenen zehn Jahren durch die Beiträge verschiedener Autoren vorgestellt. Auf die Forderungen von A. Antonovsky, A. Bauer, der „Berne Group", R. Gross, M. Löffler, B. Lown, H. Schaefer, H. Schipperges, W. Schüffel et al., T. v. Uexküll, G. Ulrich, W. Wesiak u. a. soll im Folgenden näher eingegangen werden. Deren „Problemdenken" ist das Bewusstsein gemeinsam, dass die Medizin heute vor einem „Panoramawechsel der Krankheiten von den akuten auf die chronischen Erkrankungen"[396] steht. Die Infektionskrankheiten haben durch die Möglichkeiten der modernen Medizin an Bedeutung verloren und in der Akutmedizin sind Heilerfolge möglich, die noch vor 20 Jahren unvorstellbar schienen. Die Entwicklung der Lebensbedingungen und der Wandel der Alterspyramide, mit den dadurch hervorgerufenen Erkrankungsrisiken und Gründen, einen Arzt aufzusuchen, haben sich dahingehend verändernd, dass „Chronische Erkrankungen und die Sinnkrisen des täglichen Lebens die Arbeit im Gesundheitswesen prägen"[397]. Die dadurch fließend werdenden Grenzen zwischen „gesund und krank" verlangen eine neue Definition von Gesundheit und Krankheit. Die chronischen Erkrankungen, multifaktoriell bedingt und charakterisiert durch polyvalenten Verlauf, Umweltfaktoren und persönliches Verhalten fordern eine neue Theorie der Medizin, die „gleicherweise die naturwissenschaftliche Ebene wie auch die psychosozia-

---

[395] Lukowsky A 1966

[396] Schipperges H 1999, S. 179

[397] Schüffel W et al 1998, S. 24

len Felder umgreift“[398]. Da nach überwiegender Meinung der genannten Autoren eine allumfassende, einheitliche Theorie nicht möglich erscheint, sollen nachfolgend unterschiedliche Modelle[399] dargestellt werden, die für den geforderten „Paradigmawandel der Krankheitskonzepte“[400] von Bedeutung sind. Am Schluss dieses Kapitels sollen die allen Autoren gemeinsamen Ansätze einer Medizintheorie des 21. Jahrhunderts vorgestellt werden.

5.2 „Prinzipien der Medizin“ – Ein Überblick

Gross und Löffler veröffentlichten 1997 ihr Werk „Prinzipien der Medizin“ mit dem Anliegen, dem Mangel an zugrundeliegender Medizintheorie in der Klinik abzuhelfen. Darin geben sie einen Überblick über die „aktuelle[n] Probleme der Grundlagen und Methoden der Medizin“[401], sowie darüber hinaus zahlreiche Hinweise auf die weiterführende Literatur. Es er-

---

398 Schipperges H 1999, S. 179

399 Modelle sind nach Schaefer „*demiurgische Konzepte des Verstehens.* [...] Das heißt [...], daß Modelle immer dort entwickelt werden müssen, wo der Naturvorgang oder der natürliche Gegenstand in seiner Entstehung oder Funktion nicht unmittelbar beobachtet werden kann.“ „Modelle sind [...] Hilfskonstruktionen des analysierenden Verstandes, welche diesem Verstand die Möglichkeit eröffnen, einen Zusammenhang einzusehen und damit zu „verstehen“, wobei Verstehen etwas anderes meint als Erkennen von einfachen experimentellen Ursache-Wirkungs-Zusammenhängen.“ (Schaefer H 1992, S. 34) „Die Frage nach der „Richtigkeit“ eines Modells stellt sich immer erst dann, wenn das Modell versagt, wenn also eine Meldung unserer Sinne, eine Erfahrung in unserem Gedächtnis, eine Abstraktion aus Erfahrung nicht mehr in seinen Rahmen einzubauen gestattet. Die Richtigkeit des Modells der zellulären Krankheitsentstehung musste in dem Augenblick bezweifelt werden, in dem das Erlebnis einer Krankheit (an mir selbst und an anderen) nicht mehr mit zellulären Begriffen in einem Modell beschreibbar war.“ (Schaefer H 1992, S. 43)

400 Schipperges H 1999, S. 179. [betreffend „Paradigmenwechsel“ vgl. Kuhn TS, 1976]

401 Gross R, Löffler M 1997, S. VIII

scheint ihnen jedoch „nicht möglich oder einseitig oder zu schmal", eine in sich abgeschlossene systematische Theorie der Medizin zu geben.[402]

Das Werk von Gross und Löffler stellt aktuell das umfassendste deutschsprachige Werk dar, welches eine Übersicht über die theoretischen Grundlagen und Methoden der heutigen Medizin beschreibt. Es kann deshalb als Einstieg in heute relevante medizintheoretische Fragestellungen dienen.

Im Zentrum des Buches von Gross und Löffler steht die Auseinandersetzung mit den Begriffen „Gesundheit" und „Krankheit" sowie „des weiten Grenzgebiets zwischen beiden". Krankheit ist lediglich eine „*Abstraktion*, ein Denkmodell", was bedeutet, einige spezifische Merkmale des Einzelfalls wegzulassen.[403] Konkret ist „nur der einzelne Kranke bzw. mit Einschränkungen: ein Kollektiv von Kranken gleicher Art."[404] Heute stehen sich drei Krankheitskonzepte gegenüber, von denen jedes in seinem Sinne berechtigt scheint: Das Biographische Konzept, „wie es in Deutschland vor allem die Schule V. v. Weizsäckers gepflegt hat", das Ontologische Konzept[405], „das mit Sydenham (1624–1689) einen Höhepunkt erreichte"[406], sowie das Operationale Konzept, welches zum Ziel hat, die vorhandenen Krankheitsbegriffe und Therapieverfahren zu präzisieren und zu standardisieren.

Diese drei unterschiedlichen Krankheitskonzepte integrierend kommt das bio-psycho-soziale Modell von Engel[407] den entgegengesetzten „Polen von Anthropologie und moderner Technologie am besten entgegen".[408] Dem bio-psycho-sozialen Modell Engels und dessen Weiterentwicklung

---

[402] Gross R, Löffler M 1997, S. 367

[403] Murphy EA 1976

[404] Gross R, Löffler M 1997, S. 66

[405] Ontologie = die Lehre vom Sein, von den Ordnungs-, Begriffs- und Wesensbestimmungen des Seienden

[406] Gross R, Löffler M 1997, S. 83

[407] Engel GL 1960 und 1980

[408] Gross R, Löffler M 1997, S. 83

durch Uexküll und Vertreter der Berne Group[409] wurde deshalb ein eigenes Kapitel gewidmet.[410]

In Anlehnung an Engel[411] geben Gross und Löffler eine Definition des Krankheitsbegriffes: Krankheit ist nach Gross und Löffler

> eine oder mehrere Erscheinungen, die eine Abweichung vom physiologischen Gleichgewicht (Homoiostase) anzeigen und durch definierte endogene und exogene Noxen verursacht werden. Sie können durch den Schaden selbst, durch Abwehr- oder Kompensationsmechanismen bedingt sein.[412]

Diese Definition entspricht einem operationalen oder kybernetischen[413] Prinzip. Krankheitssymptome werden nach diesem als Äußerungen der natürlichen Rückkopplung, die entweder ungenügend oder zu stark wirksam sind, verstanden.

Zur näheren Klassifikation von Krankheiten unterscheiden die Autoren zwischen akuten und chronischen Krankheiten. Der Begriff „chronisch" bildet für sie den „Gegensatz zu akut, subakut". Die Entstehung chronischer Krankheiten ist „langsam", der Verlauf „schleichend" und die Dauer „langwierig, langzeitig; intermittierend- rekurrierend- rezidivierend oder komplizierend"[414]. Für die chronischen Krankheiten sind „plötzlicher (dann meist fälschlich auf eine äußere Ursache bezogener) oder allmählicher Beginn charakteristisch und – neben dem Einsetzen – Remissionen, Rezidive oder Schübe."[415]

---

[409] Berne Group 1991

[410] s. S. 102

[411] Engel GL 1977

[412] Gross R, Löffler M 1997, S. 83

[413] Kybernetik: Forschungsrichtung, die vergleichende Betrachtungen über Gesetzmäßigkeiten im Ablauf von Steuerungs- u. Regelungsvorgängen in Technik, Biologie u. Soziologie anstellt.

[414] Gross R, Löffler M 1997, S. 84

[415] Gross R, Löffler M 1997, S. 84

Neben akuten und chronischen Krankheiten werden lanthanische[416] Krankheiten im Sinne Feinsteins[417] definiert. Dazu zählen „krankhafte Laborbefunde noch ohne klinische Erscheinungen.“ Mit ihnen gehen unspezifische Allgemeinsymptome einher, „die einer Krankheit um Monate oder Jahre vorausgehen können.“ Sie werden als „prämonitorische Zeichen“ bezeichnet. Der Übergang von einer lanthanischen in eine chronische Krankheit oder ein Syndrom gilt als fließend.[418] Als Syndrom[419] wird „eine Gruppe in sich gleichartiger Krankheitserscheinungen“, deren Ursache entweder unbekannt oder von anderen nicht abgrenzbar ist, beschrieben. Im Gegensatz zum Syndrom gehört zur Krankheit „die klare und unzweideutige Feststellung einer Ursache.“[420]

Zur Entstehung von Krankheiten unterscheiden Gross und Löffler „Ätiologie“ und „Pathogenese“. Unter Ätiologie wird „die Hintergrundursache“ mit „Konditionierung durch einen oder mehrere Faktoren“ verstanden. Dabei müssen die ätiologischen Faktoren

> notwendig und hinreichend sein, um ein Hindernis oder eine Grenze für die Kapazität der Systeme von Wachstum, Entwicklung, Anpassung zu bedeuten. Dazu gehören alle genetischen Effekte, ja konstitutionelle Anomalien, vorbestehende Krankheiten oder Schäden, abnorme Arbeits- oder Lebensgewohnheiten, abnormer Gebrauch von Genussmitteln oder Medikamenten, mangelhafte, einseitige oder übermäßige Ernährung, seelische Spannungen im Innern und im Umfeld – kurz: alles das, was Selye [1950] seinerzeit zu seinem heute sehr abgegriffenen Ausdruck „Stress“ zusammengefasst hat.[421]

Meist benötigt es zunächst eine Addition ätiologischer Faktoren, bevor es zum Auftreten klinischer Erscheinungen kommt. Diese Auslöser, „welche die Bombe sozusagen zur Explosion bringt“ – der Entstehungsmechanis-

---

416 von gr. *lanthanein* = Verborgen sein

417 Feinstein AR 1967 und 1985

418 Gross R, Löffler M 1997, S. 85

419 von gr. *syndromein* = Zusammenlaufen

420 Gross R, Löffler M 1997, S. 78

421 Gross R, Löffler M 1997, S. 88

mus – wird als „Pathogenese“ bezeichnet. Sie bildet die Brücke zwischen den ätiologischen Faktoren und den klinischen Erscheinungen. In Verbindung zur „Pathogenese“ setzten Gross und Löffler die „Schwellenwert-Theorie“ Schaefers[422], mit der er einen entscheidenden Beitrag zur Rolle der Risikofaktoren geliefert hat.[423] Nach der Idee, dass der Weg einer Krankheitsentstehung vom gesunden Zustand über eine Ansammlung von Risikofaktoren mit dem Übertreten einer bestimmten Schwelle zum Auftreten einer Krankheit führt, gestalten Gross und Löffler ihre Modellvorstellung von Gesundheit und Krankheit. Nach ihrer Sicht gibt es keine „scharfe, dichotome Trennung von „gesund“ und „krank“[424]. Deshalb fordern sie, diese Dichotomie durch die Dreiteilung „sicher normal – grenzwertig – sicher pathologisch“ zu ersetzen.[425] Gesundheit ist für sie zunächst Selbsterhaltung. „Dazu gehören [...]

- Selbsterhaltung in einer fluktuierenden Umgebung.
- Keine zu starken Umwelteinflüsse.
- Thermodynamisches Gleichgewicht durch Zufuhr von Energie.
- Kleinere autopoietische „Reparaturen“.
- Gegebenenfalls Organersatz oder Ersatz ihrer Funktion.
- Autokatalyse, d.h. Subsysteme generieren ständig Subsysteme.“

Zu den wesentlichen Faktoren zur Erhaltung von Gesundheit zählen sie „Alter, Geschlecht, Rasse, Konstitution, biologische Rhythmen, Ernährung, Lebensgewohnheiten, Umwelteinflüsse, Milieu, Medikamente oder Strahlenbelastung“[426].

Dem Faktor der Konstitution gestehen sie dabei eine „überragende und von vielen Ärzten unterschätzte Rolle“[427] zu. Nach Uexküll und

---

422 Schaefer H 1984

423 Gross R, Löffler M 1997, S. 88

424 Gross R, Löffler M 1997, S. 67. Ähnlich äußerten sich u. a. Engelhardt HT 1981, 1986; Hartmann F 1983, 1993; Scadding IG 1967; Murphy EA 1976; Schaefer H 1976, 1983 u. a.

425 Der Begriff „normal“ wird von den Autoren gleichbedeutend mit dem Begriff „gesund“ verwendet.

426 Gross R, Löffler M 1997, S. 74

427 Gross R, Löffler M 1997, S. 132

Wesiak (1992) ist Konstitution unser phylogenetisches Erbe; die Disposition zeigt das Maß der Adaptation an die Umgebung. Sich auf Curtius (1954) stützend, bezeichnet Konstitution für Gross und Löffler „die Gesamtheit der die individuellen Leibesbeschaffenheit ausmachenden Bedingungen einschließlich der vom Mutterleib (Genetik + Fötalperiode + Geburt) überkommenen Mitgift der leiblichen und seelischen Anlagen und der später prägenden Umwelteinflüsse"[428]. Die Wichtigkeit des Faktors der Lebensgewohnheiten betonen sie durch ein Zitat Schrödingers:

> Seit dem Bekanntwerden des Erbganges durch die Chromosomen ist mancher versucht, den gleichwichtigen, schon viel länger bekannten Erbgang durch Mitteilung, Erziehung, Tradition beinahe zu übersehen (...)[429]

Neben Genetik, Konstitution und Lebensgewohnheiten bilden *„äußere Ursachen* (Traumen, Krankheitserreger und Gifte, Belastungen über das Regulationsvermögen des Körpers hinaus) eine wesentliche (Teil-) Ursache in der Entstehung von Krankheiten."[430] Meist kommt es zu einem Zusammenwirken der unterschiedlichen Faktoren, indem die „genetisch bedingte Bereitschaft die Ätiologie und ein äußerer Anlass den pathogenetischen Faktor bilden"[431]. Für Gross und Löffler steht die genetische Disposition bei der menschlichen Morbidität und Mortalität im Vordergrund. Dies begründen sie damit, dass bei gleichstark einwirkenden Umweltgiften und Erregern stets „nur ein Teil der Betroffenen mit sehr verschiedener Inzidenz" erkrankt. Sie gehen jedoch davon aus, dass die zu beeinflussenden Umweltfaktoren mit zunehmendem Alter an Bedeutung gewinnen.

Wie Viktor von Weizsäcker sehen sie Gesundheit nicht als Kapital, welches man aufbrauchen kann, sondern als momentanen Zustand eines Prozesses, der jeden Augenblick neu erzeugt werden muss.[432] Zur Verdeut-

---

428 Curtius F 1954. Zitiert in: Gross R, Löffler M 1997, S. 132

429 Schrödingers E 1977

430 Gross R, Löffler M 1997, S. 134

431 Gross R, Löffler M 1997, S. 134

432 vgl. Weizsäcker v V. „Fabrikation von Gesundheit". GS, Bd. 7, S. 289. Teil des Aufsatzes „An Leib, Seele und Ehre krank" 1949. In: Weizsäcker v V. GS, Bd. 7, 1987, S. 283–293

lichung der Idee solch eines Zustandes erläutern sie an anderen Stellen die Termini der „Homoiostase“[433] und der „Entropie“[434]. Danach spielt eine Entropiezunahme eine entscheidende Rolle bei „Altern und Tod, Krankheit und Degeneration“[435]. Mit einer Entropiezunahme lässt sich die erhöhte Krankheitsanfälligkeit in den Lebensphasen der Adoleszenz und des Alters erklären. Eine Dissoziation der Lebensprozesse führt zu einer Entropiezunahme und darüber zu einem Mangel an Stabilität. Dadurch wird die Aufrechterhaltung eines gesunden Zustandes schwieriger. Schaefer[436] verwendet statt „Entropie“ den Begriff des „labilen Gleichgewichtes“.

„Homöostase“ und „Entropie“ beziehen sich in der Biologie auf „offene Systeme“[437]. In der Biologie spielen

> konservative und dissipative Systeme von hoher Komplexität, auch Mischsysteme, eine maßgebliche Rolle. Ihre Kennzeichen sind hohe Empfindlichkeit gegenüber den Anfangsbedingungen und äußeren Einflüssen sowie ihre häufige Nichtberechenbarkeit.[438]

Nach Bertalanffy (1968), Rapaport (1969), Priogene (1980) u. a. gilt der menschliche Organismus als offenes System, welches mit seiner Umgebung in energetischen und materiellen Austauschprozessen steht. In Bezug auf das Denken in Systemen findet im Besonderen die durch Bertalanffy geförderte allgemeine Systemtheorie[439] nähere Erwähnung. Die Systemtheorie wird als Teil eines umfassenden systemtheoretisch-kybernetischen Konzepts verstanden, mit dessen Hilfe neben den statischen auch die dynamischen Aspekte von Systemen erfasst werden. Alle Glieder des Systems

---

433 *Homoiostase* = Gleichgewicht der physiologischen Körperfunktionen. Beispiel Herz: „Extreme Ausschläge sind ebenso pathologisch wie völlige Erstarrung.“

434 Entropie = Maß der Unordnung (Kern des 2. thermodynamischen Hauptsatzes).

435 Gross R, Löffler M 1997, S. 128

436 Schaefer H 1975, 1992

437 *systema* (griech.) = „gegliedertes Ganzes“. Je nachdem, ob das System mit der Umgebung in Wechselwirkung (Energie- und Materieaustausch) steht oder nicht, unterscheidet man offene und abgeschlossene Systeme.

438 Gross R, Löffler M 1997, S. 51

439 Übersicht bei Weinberg 1975

wirken wechselseitig aufeinander ein. Die Veränderung eines einzelnen Gliedes nimmt Einfluss auf die Gesamtheit des Systems. „Nach der beschriebenen dynamisch-komplexen Betrachtungsweise ist *Leben ein offenes System*, weit vom thermodynamischen Gleichgewicht entfernt.“[440]

Systemtheoretische Betrachtungen im Bereich der Medizin können auch in Bezug auf soziale Systeme erfolgen. Erstmalige Betrachtungen auf sozialem Gebiet (Elemente und deren funktionale Bedeutung, Stabilisierung gegenüber der Außenwelt) erfolgten durch Luhmann.[441]

Wesentlich für einen Vergleich von Hahnemanns Theorie mit heutigen Modellen sind, neben den Anschauungen Gross und Löfflers über „Krankheit und Gesundheit“, auch ihre Stellungsnahmen zu den theoretischen Grundlagen der Diagnosestellung und Therapieplanung.

Nach Gross und Löffler ist die ausgeübte Heilkunde stets eine Mischung aus Analysen und Synthesen. „Während die Synthese vom Bekannten zum Unbekannten geht, führt die Analyse vom Unbekannten auf bekannte Komponenten zurück.“[442] Das Vorgehen des Arztes lässt sich nach Gross und Löffler in drei Schritten zusammenfassen[443]:

1. Vorurteilsfreies Erheben von Vorgeschichte und unmittelbaren Befunden, sowie eventuell Durchführung technischer, indiskriminierter Untersuchungen (durch moderne Apparate).
2. Akkumulation, Analyse, Gewichtung und induktiver Schluss, d.h. Bildung einer Hypothese.
3. Aus den „indiskriminiert“ (d.h. ungezielt eingehenden) und diskriminiert (d.h. gezielt veranlassten) einfallenden Symptomen, Befunden, Daten sowie aus der gewöhnlich nicht durch Maschinen zu ersetzenden persönlichen Beurteilung ergibt sich die Diagnose und mit ihr die Konsequenz, das Beste für den jeweiligen Kranken daraus zu machen.

---

440 Gross R, Löffler M 1997, S. 49

441 vgl. Christian D 1963

442 Gross R, Löffler M 1997, S. 5

443 Gekürzte Wiedergabe der Aufzählung von Gross und Löffler 1997, S. 5–6

Während dieses Prozesses ist zu beachten, dass jeder Patient etwas Einmaliges „so nie Dagewesenes, so nie Wiederkehrendes“[444] ist. Deshalb ist es neben der systematischen Diagnosestellung von Bedeutung, den spezifischen Einzelfall ausreichend zu berücksichtigen. Denn „spezifiziert man zu wenig [und] systematisiert man zu stark, [...] kommt man zu unangemessenen Vergleichsgruppen“.[445] Gross und Löffler empfehlen, die Krankheit mit den „Empfindungen des Kranken“ wahrzunehmen und wie Grote (1936) und Curtius (1959/1968) zwischen Zustands- und Bedeutungsdiagnose oder gleichsinnig zwischen Krankheits- und Individualdiagnose zu trennen. Das heißt, es gilt neben der Diagnose aus objektiven Daten auch dem Beachtung zu schenken, was der Kranke daraus macht. Gross und Löffler vertreten die Meinung, dass wir in der Medizin nur „selten die ganze Komplexität des Kranken und seiner Krankheit [übersehen], vor allem oft nicht die psychologischen und sozialen Aspekte.“[446] Deshalb gilt es in vereinfachten Modellen zu denken. Der diagnostische Bereich wird nach Gross (1969) durch die Stichpunkte „Was? Wo? Wie? Seit Wann? Bei Wem?“ abgedeckt. „Dabei gehen in die ersten 4 Ws möglichst objektive Erhebungen ein, in das letzte W die Kennzeichnung der subjektiven, individuellen Reaktion des Kranken.“[447]

Gross und Löffler interessiert in diesem Zusammenhang die auf Viktor von Weizsäcker aufbauende medizinische Anthropologie[448], welche „das eigentlich Menschliche in die Situation der Kranken einbringt, auch seine Subjektivität“[449]. Vertreter der medizinischen Anthropologie erwarten, dass der Mensch seine Krankheit nicht nur erträgt, sondern individuell gestaltet. Nach von Weizsäcker stellt sie sich damit in eine „bewusste antithetische Haltung zu einer sich objektiv gebenden Naturwissenschaft“[450]. Die Wis-

---

[444] Gross R, Löffler M 1997, S. 6. Zitiert nach Bürger 1953, 1956

[445] Gross R, Löffler M 1997, S. 6

[446] Gross R, Löffler M 1997, S. 15

[447] Gross R, Löffler M 1997, S. 15

[448] Doerr W 1972; Hartmann F 1973, 1992; Schaefer H 1976; Schipperges H 1985, 1992

[449] Gross R, Löffler M 1997, S. 129. Vgl. Weizsäcker vV. Einführung des Subjekts in die Medizin. In: Weizsäcker vV. GS, Bd. 9, 1988 S. 316 und S. 487

[450] Schipperges H 1982

senschaft, welche sich mit dem Menschen als handelndem, erlebendem und fühlendem Subjekt sowie der menschlichen Gesellschaft und ihrer Kultur beschäftigt, ist die Hermeneutik[451], eine bevorzugte Methode der Geisteswissenschaft. In der Medizin interpretiert sie Anamnese, Befunde und Daten als eine Art von Text, den es zu lesen und zu verstehen gilt. Gross und Löffler betrachten die Hermeneutik als „Fortschritt für die Medizin"[452], den sie bei der Diagnosestellung berücksichtigen wollen. Deshalb empfehlen sie die Diagnose zu unterteilen in:

1. einen nosologischen, wissenschaftlichen, scheinbar objektiven Teil, und
2. einen personalen, subjektiven, individualisierenden Teil.

Hermeneutik ist auch als Prinzip der Therapie unterlegt. In randomisierten Studien wird die Überlebenszeit als wichtiger Parameter der Behandlung verwendet. Der einzelne Patient fragt jedoch nicht nur nach dem „wie lange?" sondern vor allem nach dem „wie?" – nach der Lebensqualität. Diese

> hängt von der subjektiven Empfindlichkeit, dem Leidensdruck, den individuellen Wünschen, dem sozialen Umfeld und vielen anderen Einflüssen ab. [...] Sie ist schwer parametrisierbar [...] [und] muß vielmehr bei jedem Kranken durch Gespräch(e) auf Vertrauensbasis ermittelt werden.[453]

Nach Gross und Löffler sind „alle Statistiken, die nur mit der Lebensdauer bzw. der Sterbequote rechnen, [...] daher mit der gebotenen Einschränkung zu lesen."[454] Lebensqualität ist besonders bei chronischen Erkrankungen, zunehmendem Alter und unter palliativen Gesichtspunkten zu berücksichtigen.

Die wichtigste Methodik aller diagnostischen Verfahren bleibt für Gross und Löffler die Erhebung der Vorgeschichte: die Anamnese.

---

451 Hermeneutik: von gr. *hermēneúein* „aussagen", „auslegen" = die Kunst der Auslegung oder die Kunst, die Meinung des anderen zu verstehen.

452 Gross R, Löffler M 1997, S. 142

453 Gross R, Löffler M 1997, S. 65

454 Gross R, Löffler M 1997, S. 65

> Während alle aktuellen (oder auch mehrfach) erhobenen Befunde sozusagen Momentaufnahmen, Ausschnitte aus einem kontinuierlich ablaufenden Film sind und den Status präsens wiedergeben, ist die gut erhobene Anamnese eine Art von Längsschnitt vom Beginn der Erkrankung bis zum Zeitpunkt der Untersuchung, eine Art von *Retrognose*, und damit schon ein wesentlicher Teil von *Diagnose* und *Prognose*.[455]

Die Diagnostik, bestehend aus Anamnese, Untersuchung und technischen Methoden, zielt auf eine Ursachenfindung, denn Krankheit im Sinne der Definition Gross und Löfflers „setzt eine einheitliche und im Prinzip bekannte Ursache voraus"[456]. Jedoch zeigen Ausdrücke wie „essentiell", „idiopathisch" oder „kryptogenetisch", dass die Ursachen in der Medizin häufig nicht bekannt sind. Oft handelt es sich auch um eine Plurikausalität, hinter der sich eine Summation monokausaler Ereignisketten verbirgt.

> Unsere Diagnostik zielt (analytisch und synthetisch) auf die Erkennung der Ursache einer Störung ab. Nur die kausale Behandlung vermag das Übel an der Wurzel zu erfassen. Sonst handelt es sich um symptomatische, die Selbstheilung unterstützende, die Erscheinungen lindernde symptomatische, palliative, „halbkausale" Maßnahmen (...).[457]

Die Autoren zeigen jedoch auch skeptische Äußerungen zum Kausalprinzip auf. So unterscheidet Schaefer (1992) kausale und pseudokausale, über Dritte zusammenhängende und zufällige Ereignisketten. Russell und Mach[458] plädieren dafür, das Kausalitätsprinzip durch funktionelle Beziehungen zu ersetzen. Gross und Löffler selbst argumentieren auf der Vorstellung eines systemtheoretischen, kybernetischen Modells, dass kausale Prozesse gegenüber ihrem Resultat indifferent sind, da „jede neu hinzutretende Komponente [...] die Richtung des Ablaufs ändern"[459] kann.

---

455 Gross R, Löffler M 1997, S. 213
456 Gross R, Löffler M 1997, S. 113
457 Gros R, Löffler M 1997, S. 113
458 Russell B 1910; Mach E 1926
459 Gross R, Löffler M 1997, S. 115

An diesem Punkt treffen reduktionistische[460] und holistische[461] Anschauungsweisen aufeinander. Während Vertreter des Reduktionismus der Überzeugung sind, ein Ganzes lasse sich als Funktion seiner Teile darstellen, ist das Ganze aus Perspektive der Holisten mehr als die Summe seiner Teile. Sie erwarten, dass es beim Zusammenwirken mehrerer Faktoren zum Auftreten neuer, nicht voraussagbarer Qualitäten kommt. Dieses Phänomen nennen sie Emergenz. In der Medizin haben nach Gross und Löffler sowohl die Methodik und Betrachtungsweise des Holismus als auch die des Reduktionismus ihre Berechtigung. „Gerade in der Medizin ergänzen und befruchten sie sich."[462]

> Nach Clements [1983] bietet das biopsychomedizinische Krankheitskonzept von Engel [...] die Möglichkeit, eine scharfe Dichotomie zwischen biochemischen und verhaltensmäßigen Grundlagen, zwischen Reduktionismus und Holismus, zwischen Wissenschaft und Kunst, zu vermeiden. In diesem Sinn ist der Unterschied von Summe (der Teile) und Ganzheit nicht eine Verschiedenheit der Dinge, sondern ein Gegensatz von Betrachtung und Darstellung.[463]

Gross und Löffler werden in ihrer Übersichtsarbeit allen bedeutenden Perspektiven für die „Medizin als Wissenschaft und Heilkunst" gerecht, indem sie die Spannbreite zwischen logischen, mathematischen, statistischen Verfahren und dem Problem des Einzelfalls, zwischen pathogenetischen und salutogenetischen Herangehensweisen, reduktionistischen und holistischen Anschauungen der Medizin sowohl als Natur- als auch als Geisteswissenschaft beschreiben.

---

460 Reduktionismus = die Rückführung komplexer Sachverhalte auf elementare Prinzipien oder Seinsbereiche

461 Holismus (von gr. *Hólos* = ganz) = Bezeichnung für das methodische Vorgehen, die Wirklichkeit unter dem Aspekt der Ganzheit zu deuten, besonders in der Biologie (J. C. Smuts, J. S. Haldane, A. Meyer-Abich), Wissenschaftstheorie (P. Duhem, W. V. O. Quine u. a.) und Quantenphysik (D. Bohm, F. Capra).

462 Gross R, Löffler M 1997, S. 125

463 Gross R, Löffler M 1997, S. 124

5.3 Das „bio-psycho-soziale Modell"

Über eine rein abbildende Darstellung heutiger Medizintheorien (wie diejenige von Gross und Löffler) gehen die Forderungen von Engel[464], Pauli, White und Mc Whinney[465], T. von Uexküll und Wesiak[466] sowie der „Berne Group" hinaus. Sie kritisieren die in der Medizin weitverbreitete „technisch effiziente, aber zunehmend enge, monokausale und reduktionistische Sicht von Gesundheit und Krankheit", welche „die Bedeutung und die Auswirkung einer großen Zahl von inneren und äußeren Erfahrungen und Einflüssen auf die Gesundheit aus[schließt]"[467], und zeigen auf, dass „eine neue Physik und systemische Sichtweisen von Biosystemen das Newtonsche wissenschaftliche Paradigma über die materialistischen Grenzen hinaus erweitert"[468] hat, dass jedoch die Konsequenzen dieser Erweiterungen innerhalb der medizinischen Wissenschaft bislang kaum beachtet und nur sehr begrenzt übernommen wurden. Deshalb fordern sie, die medizinische Forschung, Praxis und medizinische Ausbildung auf das erweiterte Paradigma auszurichten, um dessen Gültigkeit zu untermauern. Wie sich Uexküll[469], Pauli u. a. ein neues medizinisches Paradigma des 21. Jahrhunderts vorstellen, ist nachstehend skizziert:

Mit dem Kapitel „Wissenschaftstheorie: ein bio-psycho-soziales Modell" eröffnen Uexküll und Wesiak in Uexkülls Lehrbuch für „Psychosomatische Medizin". Sie kritisieren, dass Krankheit, seit das „Modell der Maschine" in der zweiten Hälfte des 19. Jahrhunderts seinen Siegeszug innerhalb der medizinischen Wissenschaft antrat, im Sinne einer räumlich lokalisierbaren Störung in einem technischen Betrieb verstanden wird:

> Die Maschine arbeitet unabhängig von ihrer Vergangenheit, d.h. sie lernt nicht aus Erfahrung. Genau das erwarten wir von einer kausalen

---

[464] Engel GL. In: Uexküll vT 1997

[465] Pauli HG, White KL, McWhinney IR 2001

[466] Uexküll vT, Wesiak W 1997 und 1998

[467] Pauli HG, White KL, McWhinney IR 2001, S. 191

[468] Pauli HG, White KL, McWhinney IR 2001, S. 191

[469] Soweit nicht anders bezeichnet, steht der Name „Uexküll" für Thure von Uexküll (1908–2004)

> Erklärung: Wir erwarten, daß auf die gleiche Ursache (als Input) immer wieder die gleiche Wirkung (als Output) folgt.[470]

Das Modell der Maschine – mit der Möglichkeit der Lokalisierung von Krankheitsursachen im Körper – macht es „scheinbar überflüssig, nach psychischen oder sozialen Ursachen zu suchen.“[471] Wie sehr diese Vorstellung an der Wirklichkeit vorbeigeht, erfährt jeder Arzt jedoch, sobald er mit einem Patienten konfrontiert wird. Denn im Patientenkontakt sieht sich der Arzt ständig vor die Frage gestellt, „ob und wie weit Symptome eines Kranken oder der Verlauf einer Krankheit durch physische, psychische oder soziale Determinanten oder durch eine Kombination aus allen dreien bedingt sind“[472]. Den gravierenden Nachteil des „Maschinenmodells“ sehen sie in der „Unmöglichkeit, psychische und/ oder soziale Einwirkungen auf den Organismus eines Menschen zu erklären oder auch nur für möglich zu halten.“[473] Auch das Paradigma Freuds konnte nach ihrer Meinung das psycho-physische Problem nicht lösen, da es nur die psychische Seite zur Ursachenerklärung heranzog und somit lediglich den Beginn des „Zeitalters der dualistischen Medizin“ einleitete.

> Eine psycho-somatische Medizin, die den psycho-physischen Dualismus überwinden will, muß [dagegen] von einer Biologie ausgehen, die den physikalistischen Körperbegriff des Maschinen-Modells überwunden hat.[474]

Dazu führen sie das Modell der „nicht-trivialen Maschine“ oder die „semiotische Alternative“[475] ein. Dieses Modell besteht aus den drei Bauelementen: Input, Operator und Output.

---

470 Uexküll vT, Wesiak W 1997, S. 20

471 Uexküll vT, Wesiak W 1997, S. 14

472 Uexküll vT, Wesiak W 1997, S. 14

473 Uexküll vT, Wesiak W 1997, S. 15

474 Uexküll vT, Wesiak W 1997, S. 16

475 Semiotik (von gr. *sema* = Zeichen): Lehre von den Zeichen. Uexküll selbst definiert die „Semiotik der Medizin“ wie folgt: „Eine Semiotik der Medizin untersucht die Medizin selbst als Zeichensystem, z. B. als Menge von Fach-

> Im Unterschied zu dem Modell der trivialen Maschine wird jetzt [...] der „innere Zustand" der Maschine wichtig, der sich mit jedem Arbeitstag ändert, weil der Operator mit ihm gekoppelt ist. Dies Modell hat eine Vergangenheit. Es lernt aus Erfahrung, mit dem Erfolg, daß aus dem gleichen Input nicht mehr der gleiche Output erfolgt. D.h. das Modell wird mit jedem Arbeitsgang gewissermaßen eine andere Maschine.[476]

Abhängig vom „inneren Zustand" des Operators erfolgt eine Interpretation der Zeichen aus der Umgebung (des Inputs), und abhängig von der Interpretation ein jeweiliges Output. Die drei Elemente der nicht-trivialen Maschine entsprechen den drei Anteilen des „Zeichenprozesses" der modernen Semiotik nach Peirce[477]. Ein Zeichenprozess besteht aus dem „Zeichen", dem „Interpreten" und dem „Bezeichneten".

> Der Zeichenprozeß vermittelt eine >Information<, die in der Vorstellung, die der Zeichenempfänger von seiner Umgebung hat, eine Ordnung herstellt, die es vorher nicht gab. [...] Die Ordnung, die der Zeichenprozeß herstellt, fügt Subjekt und Objekt zu einer handlungsfähigen Einheit zusammen. Von den drei Gliedern der Semiose ist der Begriff des Interpretanten der wichtigste.

Für die Medizin ist es von Interesse, dass „die Semiotik die Bedeutung und mit ihr das Subjekt wieder in die wissenschaftliche Betrachtung der Phänomene einführt. Das Subjekt ist der individuelle Patient mit seinem lebendigen Körper, der als „Interpret" seiner Umgebung auftritt."[478] Da lebende Systeme Interpreten ihrer Umwelt sind, wird der Beobachter lebender Systeme zum „Meta-Interpreten", das heißt „er muß die Interpretation der beobachteten Lebewesen interpretieren."[479]

---

sprachen, als System von Zeichen, welche die Kommunikation zwischen Ärzten und Laien usw. ermöglichen." (Uexküll vT 1984)

[476] Uexküll vT, Wesiak W 1997, S. 21

[477] Charles S. Peirce 1839–1914

[478] Uexküll vT, Wesiak W 1997, S. 23

[479] Uexküll vT, Wesiak W 1997, S. 26. H. v. Foerster bezeichnet dies als „Kybernetik 2. Ordnung" (1992)

Es ergibt sich die Frage, warum das mechanische Modell überhaupt Erfolge aufweist, „wenn nur das biosemiotische Modell Lebensphänomene adäquat beschreiben kann?"[480] Dies wird dadurch erklärbar, dass jeder „Zeichenprozess" einen „Zeichenträger" benötigt. Der Teilaspekt des Zeichenträgers lässt sich wiederum mithilfe des mechanischen Modells erklären. Letztendlich ist das zweigliedrige Schema der mechanischen Kausalität nach Uexküll und Wesiak in das dreigliedrige Schema einer „semiotischen Kausalität" zu integrieren, da das mechanische Modell ohne das biosemiotische blind und das biosemiotische Modell ohne das biomechanische lahm wäre. Die Erweiterung des mechanischen Modells in ein semiotisches Modell hat zur Folge, dass der Begriff der „Realität" neu definiert werden muss, da Realität nicht mehr „der Bereich der von jeder Erfahrung unabhängigen Dinge sein kann"[481], sondern nur noch „interindividuell" Gültigkeit besitzt. Dies zieht nach sich, dass es verschiedene Realitäten geben muss. Ein Ansatz, unterschiedliche Realitäten zu einer gemeinsamen Realität zu vereinen, findet sich in der Systemtheorie. Für die Medizin bedeutet das Erkennen der Untrennbarkeit des Beobachters von dem beobachteten Sachverhalt, dass

> Krankheit mit Überwindung des objektivistischen Ansatzes einen anderen Aspekt gewinnt. Aus einer >Sache<, die Physiologen, Anatomen und Pathologen als neutrale Beobachter beschreiben, ist die >gemeinsame Sache< von einem Kranken und einem Arzt geworden.[482]

Bertalanffy entwarf 1968 das Konzept einer „hierarchischen Ordnung", in dem „einfachere Systeme (z. B. Zellen) als Elemente oder Subsysteme in komplexere Systeme (z. B. Organe) zusammengefasst werden"[483]. Mithilfe der Systemtheorie Bertalanffys lassen sich unterschiedliche Ebenen von Subsystemen zu einem System integrieren. Das Besondere hierbei ist, dass

---

480 Uexküll vT, Wesiak W 1997, S. 28

481 Uexküll vT, Wesiak W 1997, S. 24

482 Uexküll vT, Wesiak W 1997, S. 25. Dieser Gedanke war bereits von Viktor von Weizsäcker in seiner Gestaltkreistheorie (1941) ausführlich begründet worden. Vgl. Weizsäcker vV. GS, Bd. 4, 1997

483 Uexküll vT, Wesiak W 1997, S. 32

„mit der Bildung eines Systems [...] neue Eigenschaften [auftreten], d.h. Eigenschaften, die es auf der Ebene der Subsysteme oder Elemente nicht gibt. Dieses Phänomen hat man als >Emergenz< bezeichnet (Popper, 1977; Medawar und Medawar, 1977)“[484] Das Phänomen der Emergenz und damit die Tatsache, dass mit dem Übergang zu „höheren“ Integrationsebenen (z. B. psychische oder soziale Systeme) sprunghaft neue Phänomene auftreten, erklärt, warum sich zahlreiche Bereiche der Medizin nicht auf einfache Systemebenen reduzieren lassen.

Das kybernetische Modell des Regelkreises, mit dem innerhalb der Biologie und Medizin seit Jahrzehnten gearbeitet wird, erklärt die Interaktionen eines offenen biologischen Systems, nicht jedoch den „Bedeutungs-Aspekt“ einer höheren Systemebene, welche die Fähigkeit besitzt, eine eigene (subjektive) Umwelt aufzubauen[485]. Solch eine Systemebene wird von Uexküll und Wesiak als „animalische[486] Systemebene“ bezeichnet. J. von Uexkuell[487], der Vater Thure von Uexkülls, entwickelte eine Zeichenlehre für lebende Systeme (z. B. für das Verhalten von Tieren), welche den „Bedeutungs-Aspekt“ eines Zeichenprozesses integriert: das Modell des Funktionskreises (1920)(Abb. 4). Es fasst „Organismen als lebende Systeme auf, die über Rezeptoren und Effektoren in ständiger Nachrichten- (= Zeichen)-Verbindung mit sich selbst und ihrer Umwelt stehen. [...] Sie verhalten sich wie >nicht-triviale Maschinen<.“[488]

Das Modell des Funktionskreises erschöpft sich jedoch ebenso wie das des kybernetischen Regelkreises bei der Beschäftigung mit den höheren Systemebenen des Menschen, da dem Mensch neben einer vegetativen und einer animalischen Systemebene auch noch die Systemebene der „individuellen Wirklichkeit“ zu eigen ist. Sie fordert ein neues Modell, und Uexküll und Wesiak entwarfen hierfür den Situationskreis (Abb. 5).

[484] Uexküll vT, Wesiak W 1997, S. 32

[485] Deshalb erklären Uexküll und Wesiak das kybernetische Regelkreismodell als alleiniges Erklärungsmodell der Medizin als unzureichend.

[486] „animalisch“ von *anima* (lat.) = Seele

[487] Jakob von Uexküll 1864–1944

[488] Uexküll vT, Wesiak W 1997, S. 25, 26

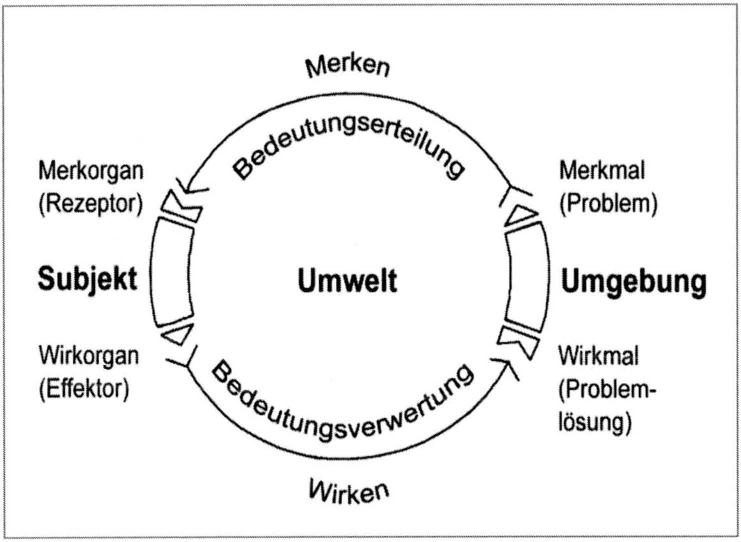

Abb. 4: Der Funktionskreis (modifiziert nach Jakob von Uexküll – „Streifzüge durch die Umwelten von Tieren und Menschen“)

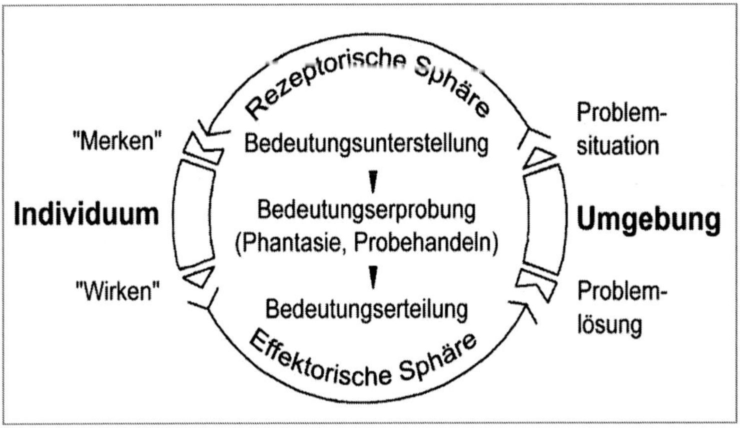

Abb. 5: Der Situationskreis

> Mit etwa zwei Jahren beginnt das Kind, seine Umwelt, die es bis zu diesem Zeitpunkt ähnlich wie alle höheren Lebewesen nach sensomotorischen Programmen oder Schemata aufgebaut hat, die seine Sinneseindrücke (seine Merkwelt) seinen Bewegungen (seine Wirkwelt) zuordnen, nach einem neuen Prinzip zu organisieren. Dieses neue Prinzip ist sein Vorstellungsvermögen, mit dem außer einer Außenwelt eine Innenwelt der Phantasie entsteht, in der das Kind Objekte und Vorgänge reproduzieren kann, die aus seiner Wahrnehmung verschwunden sind.[489]

Das Entstehen einer Innenwelt, die es ermöglicht, zunächst mit Hilfe der Phantasie eine Bedeutungserprobung durchzuspielen „ehe das Ich sie für die Sensomotorik freigibt“[490], unterscheidet den Situationskreis vom Funktionskreis.

> Aus der biologischen Umwelt, die nach dem Funktionskreismodell aufgrund angeborener Programme aufgebaut wurde, ist eine individuelle Wirklichkeit geworden, die jeder einzelne nach Programmen aufbauen muß, die er im Laufe seiner individuellen Lebensgeschichte in seiner Kultur erworben hat.[491]

Die Beziehungen zwischen Organismus und Umwelt und die Beziehungen zwischen den verschiedenen Integrationsebenen (biologisch, psychisch, sozial), welche soeben durch die verschiedenen Kreismodelle erläutert wurden, stehen nun zusätzlich über Auf- und Abwärtseffekte zueinander in Beziehung (Abb. 6). Uexküll und Wesiak erklären diese Aufwärts- und Abwärtseffekte in hierarchischen Systemen damit, dass die „Zeichensysteme der verschiedenen Ebenen durch Übersetzungen und Transmutationen verbunden werden.“[492] Hierbei unterscheiden sie im Sinne Jakobsens (1971) zwischensprachliche Übersetzungen (von einer Sprache in eine an-

---

[489] Uexküll vT, Wesiak W 1997, S. 37 (zurückgehend auf die Beobachtungen Piagets)

[490] Uexküll vT, Wesiak W 1997, S. 41

[491] Uexküll vT, Wesiak W 1997, S. 41

[492] Uexküll vT, Wesiak W 1997, S. 43

dere) von Transmutationen (Übersetzungen von einem nichtsprachlichen in ein sprachliches Zeichensystem).

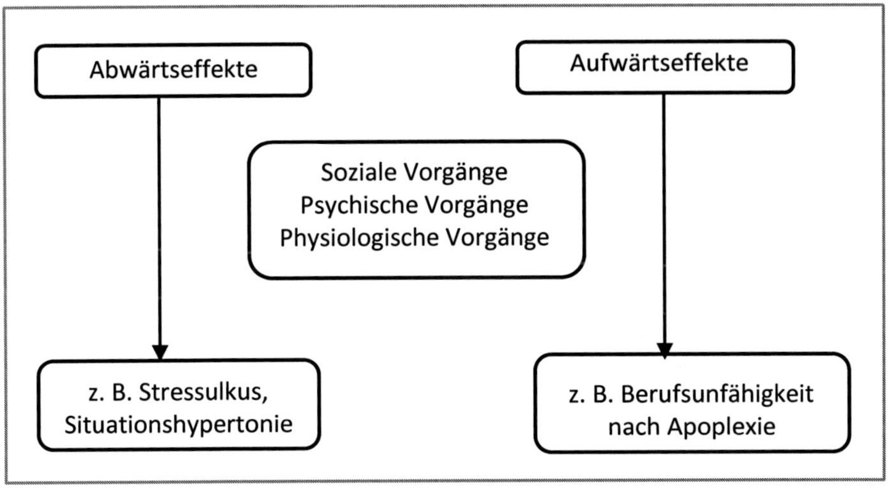

Abb. 6: Auf- und Abwärtseffekte zwischen Vorgängen, die primär auf verschiedenen Systemebenen stattfinden (Adler, v. Uexküll, 1987

Die semiotische und systemtheoretische Interpretation Uexkülls und Wesiaks zielt darauf hinaus, dass die ärztliche Heilkunde zur „Beziehungsmedizin“ wird. Die verschiedenen Integrationsebenen des Regelkreises, des Funktionskreises und des Situationskreises beschreiben Modelle des Aufbaus vegetativer, animalischer und humaner Beziehungen. Diese Beziehungen bestehen aus „Zeichenverbindungen“. Sind alle Beziehungsebenen integriert, erlebt sich der Patient als „integer“, d.h. als heil und gesund. Die Erzeugung von Gesundheit durch Beziehung bringt ein Maximum an Autonomie für das Individuum mit sich.

> Wenn wir bedenken, daß Nachrichtennetze auf jeder Integrationsebene die lebensnotwendigen Beziehungen zwischen lebenden Systemen, ihrer Umgebung und ihren Subsystemen knüpfen, erweist sich >Beziehungsmedizin< als >bio-psycho-soziales< Modell für Diagnosen, die somatische, psychische und soziale Faktoren zu einheitlichen Vorgän-

gen, dem psycho-physischen Verhalten in sozialen Situationen, verknüpfen.[493]

Wird ein Teil des Systems von Beziehungen gestört, entsteht Krankheit. Diagnosen sind deshalb weder allein die Feststellung eines somatischen Defekts noch das alleinige Interesse an psychologischen Vorgängen, sondern Erfordern das „Entziffern der Zeichen, die der Patient auf einer körperlichen, einer psychischen und einer sozialen Ebene sendet, und die adäquate Antworten verlangen."[494] Uexkülls Situationskreismodell kann beim Entschlüsseln der Botschaften helfen. Das Modell liefert ein Schema für den Zusammenhang von Zeichenprozessen, „die auf verschiedenen Integrationsebenen ablaufen und die im Verlauf einer biographischen Geschichte integriert wurden."[495] Die Aufgabe des Arztes ist es, zu versuchen, die vorhandenen Auf- und Abwärtsbewegungen nachzuvollziehen. Denn Maßnahmen auf der physischen Integrationsebene werden nur erfolgreich sein, wenn auch höhere Integrationsebenen, wie die psychosoziale Situation, berücksichtigt und nach Möglichkeit therapeutisch modifiziert werden. Den Gesamtprozess aus diagnostischem Erkennen und therapeutischem Modifizieren bezeichnen Uexküll und Wesiak als „diagnostisch-therapeutischen Zirkel". Sie nennen diesen Prozess bewusst Zirkel, weil sie den erweiterten Diagnosebegriff als „nie abgeschlossen" betrachten, da er durch jede Arzt-Patienten-Interaktion vertieft und vervollständigt wird.

Pauli, White und McWhinney fassen die integrativen Elemente des Uexküllschen Modells, welches eine Extension von Engels[496] innovativem „biopsychosozialen" Paradigma (1977) darstellt, vorläufig unter dem Begriff „psychosomatosoziosemiotisch" zusammen, halten geeignetere Begriffe jedoch noch für einführenswert. Für sie führte J. v. Uexküll das Konzept der „Bedeutung"[497] ein, woraus sich „eine informationelle oder semiotische Modalität ergibt, die sich von einer ausschließlich materialistischen

[493] Uexküll vT, Wesiak W 1997, S. 46

[494] Uexküll vT, Wesiak W 1997, S. 47

[495] Uexküll vT, Wesiak W 1997, S. 47

[496] George Engel (1913–1999)

[497] Uexküll v J 1957

oder somatischen Ebene abhebt."[498] Dieses erweiterte medizinische Modell interpretiert Krankheit somit

> u. a. als Unfähigkeit einer Person oder eines Organismus [...], Bedeutung aus der internen und externen Umwelt zu generieren und deren Möglichkeiten und Angebote zu nutzen. Dies ist mit der heute akzeptierten Stresstheorie kompatibel. Nicht der Stressfaktor als solcher ist in erster Linie verantwortlich, sondern die Bedeutung, die diesem Faktor durch das Individuum erteilt wird.[499]

Ein ähnliches Modell wie Uexküll, Wesiak und Pauli vertritt G. Ulrich 1997 in seinem Buch *Biomedizin*, in welchem er die „Notwendigkeit der Wiederentdeckung biologischen Denkens in der Medizin" postuliert. Medizin dürfe nicht länger als angewandte Naturwissenschaft betrachtet werden, sondern sei als biologische Disziplin zu bestimmen. Biologisches Denken in seinem ursprünglichen Sinn heißt für ihn „transdisziplinär", „integrativ" und „biperspektivisch" denken, da biologische Objekte „nur in einem Gefügezusammenhang begriffen werden"[500] können. Denke man „biperspektivisch" und „integrativ", überwinde man einen Leib-Seele-Dualismus automatisch. Aus Sicht von Ulrich sind die Phänomene Angst und Herzbeschleunigung *gleichzeitig* gegeben. „Sie sind Teilaspekte eines biperspektivisch zu beschreibenden Gesamtvorgangs"[501], bei dem sich nicht feststellen lässt, dass das eine dem anderen vorausgeht. Nach Ulrich ist das Bindestrichpostulat „bio-psycho-sozial" für jeden biologisch Denkenden deshalb eine Tautologie, „problematisch überdies, weil der Begriff Additivität konnotiert, wo es [...] um Integration geht."[502] In einem integrativen „Biologischen Modell" steht der „autonome" Patient einem Arzt gegenüber, der sowohl über somatologische wie auch über psycho-soziale Kompetenz verfügt und alle diagnostischen und therapeutischen Entscheidungen zusammen mit dem Patient trifft. Ulrich selbst hält das Idealbild eines „soma-

[498] Pauli HG, White KL, McWhinney IR 2001, S. 198
[499] Pauli HG, White KL, McWhinney IR 2001, S. 198, 199
[500] Ulrich G 1997, S. 80
[501] Ulrich G 1997, S. 107
[502] Ulrich G 1997, S. 7 (Schriftenreihe der Akademie für Integrierte Medizin)

tologisch versierten, psychotherapeutisch umfassend ausgebildeten und auch sozialpsychologisch kompetenten Arztes" für eine „utopische Wunschvorstellung", betrachtet die Pflege dieser Wunschvorstellung im Gegenzug zu „immer weiter proliferierenden partikularistischen Tendenzen"[503] jedoch als äußerst wichtig.

Ob „psychosomatosoziosemiotisch", „bio-psycho-sozial" oder „biologisch" genannt, zielen die genannten Modelle auf die Überwindung des bestehenden „Leib-Seele-Dualismus" in den Medizin, auf ein integratives, systemisches, multiperspektivisches, die individuelle Wirklichkeit des Patienten miteinbeziehendendes Denken und Handeln des Arztes.

Ein die dargestellten Theorien ergänzendes Modell, welches sowohl den Bedeutungsaspekt berücksichtigt, als auch die daraus resultierenden saluto- und pathogenetische Faktoren zu erklären versucht und einen Ansatz wagt, wie der „Prozess Gesundheit" gefördert werden kann, wird im folgenden Kapitel dargestellt.

5.4 Das Konzept der „Salutogenese"

Sowohl von Gross und Löffler, als auch von Uexküll, Wesiak, Pauli u. a. wird Gesundheit im Sinne V. v. Weizsäckers[504] als momentaner Zustand eines Prozesses verstanden, der jeden Augenblick neu erzeugt werden muss. Wird Gesundheit als ein lebenslanger Prozess der Auseinandersetzung mit salutogenen[505] und pathogenen Kräften begriffen, gewinnt, neben der Beschäftigung mit Krankheitslehren, das Interesse an der Erforschung salutogener Kräfte – die Gesundheitsforschung – an Bedeutung. Seit Mitte des 20. Jahrhunderts entwickelte in erster Linie die anthropologisch orien-

503 Ulrich G 1997, S. 146

504 vgl. „Fabrikation von Gesundheit" (1949) In: Weizsäcker vV. GS, Bd. 7, 1987: S. 289; s.a.: „[...] jeder Mensch bekomme und habe nicht nur seine Krankheit, er mache und tue sie vielmehr [...]" (1948) GS, Bd. 7, S. 255–282

505 von *salus* (lat.) = gesund und *genesis* (gr.) = Entstehung

tierte „Medizin in Bewegung"[506] einen Anspruch auf eine wissenschaftlich begründete „Heilkunde der Gesundheitslehre".[507] Seitdem entstanden unterschiedliche Ansätze zur Erforschung von Gesundheit. An der Stuttgarter Ärztekammer beispielsweise wurde 1980 eine „Gesellschaft für Gesundheitsbildung" ins Leben gerufen und kurz darauf ein „Institut für Gesundheitsforschung" gegründet, das als „Mergentheimer Modell" bekannt wurde[508]. Dieses Modell „bediente sich sehr bewusst jenes klassischen Modells der Diätetik, wie es seit der Antike bis in die neuste Zeit tradiert wurde"[509] und konzipierte eine gesundheitsorientierte Heilkunde, die sich auf die sechs Bereiche der älteren Hygiene erstreckte: auf „Umweltschutz", „Ernährungskultur", „Humanisierung der Arbeitswelt", „Schlafkultur", „Innersekretorischen Stoffwechselhaushalt" sowie „Regulation des Affekthaushalts".[510] Auf der Suche nach neuen, nachhaltigen Perspektiven im Gesundheitswesen gewann im Rahmen der Gesundheitsforschung in den letzten Jahren jedoch vor allem ein Konzept besondere Bedeutung: das theoretische „Salutogenese"- Konzept A. Antonovskys.

Antonovskys Entwurf ragt insofern über die Konzepte anderer Autoren hinaus, als dass er sowohl ausreichend „radikal und anspruchsvoll" ist, um eine echte Diskussion herauszufordern sowie „offen genug", um interdisziplinäre Fragestellungen zu erörtern. Der von Antonovsky entwickelte Fragebogen (*Sense of Coherence Questionnaire* = SCQ) ermöglicht dabei „eine hinreichend große Forschungsbasis, um die empirische Aussagefähigkeit seines Konzeptes zu überprüfen und weiterzuentwickeln."[511] Die epikritische Fallbetrachtung (eine Weiterentwicklung des Salutogenesekonzepts), welche u. a. das „Chronifizierungspotential" eines Patienten erhebt, liefert darüber hinaus ein Modell, wie dem Chronifizierungsprozess einer Krankheit entgegengewirkt werden kann.

---

[506] Die „Medizin in Bewegung" wurde durch Ludolf von Krehl, Richard Siebeck und Viktor von Weizsäcker begründet und als „Heidelberger Schule" bekannt.

[507] vgl. Schipperges H 2003, S. 102

[508] vgl. Schipperges H 2003, S. 106

[509] Schipperges H 2003, S. 107

[510] Näheres s. Schipperges H 2003, S. 108

[511] Schüffel W et al 1998, S. 3; vgl. a. Lamprecht F, Johnen R 1994

Vergleichbar dem von Uexküll und Wesiak 1988 vorgestellten „Situationskreis", sieht Antonovsky den Menschen in einer „fortdauernden Beziehung zur Umwelt", aus der er ständig Anregungen und Informationen bekommt, die er verarbeitet, deutet und auf die er reagiert[512]. Gesundheit wird als die Fähigkeit verstanden, kreativ mit sich und seiner Umwelt umzugehen. „In diesem Sinne verstandene Gesundheit meint daher nicht nur die Abwesenheit von Krankheit, sondern auch die Fähigkeit, Krankheiten überwinden zu können."[513] Antonovsky denkt Krankheit und Gesundheit als fließend ineinander übergehende Zustände eines *Health-Ease-Disease*-Kontinuums, auf dem „sich jeder Mensch im Laufe seines Lebens einmal mehr zu der einen, einmal mehr zu der anderen Seite hinbewegt."[514]

Das Konzept der Salutogenese beschreibt Kräfte, die dem Individuum helfen, Gesundheit zu entwickeln. Diese Kräfte fördern die Fähigkeit des Individuums, mit allen Lebenslagen kreativ und erfolgreich umgehen zu können. Antonovskys Erkenntnisse, was den Gesunden gemeinsam ist und ihnen ermöglicht, trotz Belastungen gesund zu bleiben, fasst er mit dem Begriff *Sense of Coherence* (SOC) zusammen, der im deutschen mit „Kohärenzgefühl"[515] übersetzt wird. Das Kohärenzgefühl (SOC) ist eine Grundorientierung, die das Ausmaß eines umfassenden, dauerhaften und gleichzeitig dynamischen Gefühls des Vertrauens ausdrückt. Ein Vertrauen bezieht sich auf drei Komponenten, auf

1. die Verstehbarkeit (*comprehensibility*),
2. die Handhabbarkeit (*manageability*) und
3. die Bedeutsamkeit (*meaningfulness*) für das Individuum.

Die „Verstehbarkeit" bezeichnet die kognitive Komponente des Vertrauens darauf, dass die Ereignisse des Lebens strukturiert, vorhersehbar und erklärbar sind, das heißt, dass das Individuum eine konsistente, in sich stimmige Umwelt erfährt, in die es Regelmäßigkeiten entdecken und seine

512 Maoz B. In: Schüffel W et al 1998, S. 17, 18

513 Sack M, Lamprecht F. In: Schüffel W et al 1998, S. 334

514 Brucks U. In: Schüffel W et al 1998, S. 24

515 Antonovsky A 1993, Faltermaier T 1994 [häufig auch mit „Kohärenzerleben" oder „Kohärenzsinn" übersetzt]

Spielräume ausloten kann. Dafür benötigt es eine Umwelt, die weder monoton noch chaotisch ist. „Handhabbarkeit" bezeichnet Vertrauen, dass Ressourcen zur Verfügung stehen, um den anstehenden Anforderungen gerecht zu werden. Diese Ressourcen können Menschen sein, die einen unterstützen, eine Tradition, Gott oder auch Zeiten der Erholung. „Bedeutsamkeit" stellt die emotionale Komponente des Vertrauens dar. Sie entspricht dem Vertrauen darauf, dass die Anforderungen, welche auf das Individuum zukommen, Herausforderungen sind, für die es sich lohnt, sich zu engagieren, das heißt, dass das Individuum seine eigenen Aufgaben als bedeutsam erlebt.[516] (Abb. 7)

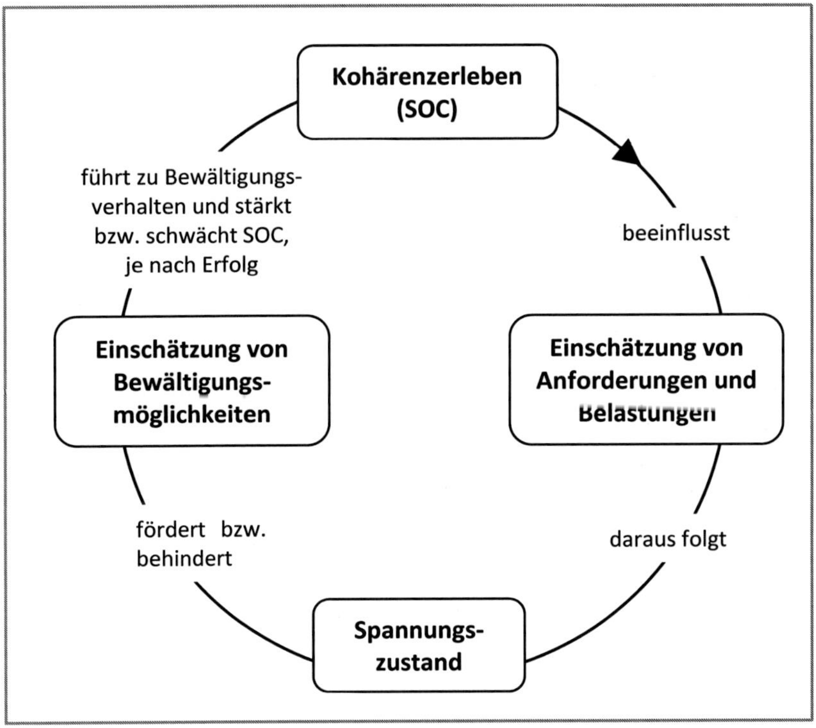

Abb. 7: Schematische Darstellung der Funktion von SOC im salutogenetischen Prozess

516 vgl. Brucks U. In: Schüffel W et al 1998, S. 28

> Mit dem Kohärenzgefühl [SOC] [wird] das Vertrauen hervorgehoben, sich dem „gefährlichen Fluß des Lebens" überlassen zu können und Auswege zu finden oder Krisen zu meistern, wobei die Hilfe anderer genauso wichtig ist wie die eigene Kraft.[517]

Damit ein Kind ein für seine Gesundheit relevantes Kohärenzgefühl entwickeln kann, braucht es nach Maoz „die von Kohut 1974 beschriebenen Beziehungen: Widerspiegelung (*mirroring*), Idealisierung und Partnerschaft (*twinship*) sowie eine nicht an Bedingungen geknüpfte Liebe und seelisch-körperliche Wärme."[518] Hat ein Mensch eine gute Entwicklung in seiner Kindheit erlebt, verfügt er in Krisensituationen über salutogenetische, innere und äußere Ressourcen, nämlich über ein starkes und flexibles Kohärenzgefühl. Abhängig vom Ausmaß des Kohärenzgefühls eines Individuums wird deshalb verständlich, warum nicht jede Spannung mit Stress gleichgesetzt und nicht jeder Stress als Gefahr wahrgenommen wird. Bei bereits bestehenden Krankheiten wird erwartet, dass das Kohärenzgefühl Chronifizierungsprozessen entgegenwirkt:

> [Wir] wissen [...] heute in zunehmendem Maße, auch in der Medizin, daß man über Risiken und Chancen sprechen muß, daß es in der Entwicklung der Lebensprozesse inklusive der Entwicklung chronischer Krankheiten keine absoluten Gesetze gibt, sondern nur Wahrscheinlichkeiten, die man statistisch beschreiben muß. So hat jemand mit einem hohen SOC eine relativ bessere Chance, gesund zu bleiben oder die Erscheinung der Krankheit zu bewältigen, wenn er doch (chronisch) krank wird.[519]

Rimann und Udris[520] beschreiben das Kohärenzerleben als „Ressource" von Gesundheit. Sie empfehlen zwischen den zwei Funktionsweisen des Kohärenzerlebens zu unterscheiden: zwischen einer Mediatorfunktion „als Bestandteil des Belastungs-Bewältigungs-Geschehens" und einer Moderator-

517 Schüffel W et al 1998, S. 4

518 Maoz B. In: Schüffel W et al 1998, S. 17

519 Maoz B. In: Schüffel W 1998, S. 18, 19

520 Rimann M, Udris I. In: Schüffel W et al 1998, S. 351–364

funktion „als Instanz, die den Belastungs- und Bewältigungskontext einer Person (prospektiv) mitgestaltet.“[521] Als dritte Modelannahme beschreiben Rimann und Udris „den moderierenden Einfluß von „äußeren“ (situativen, sozialen, organisationalen) Ressourcen auf die „inneren“ (personalen) Ressourcen, die wiederum die Beziehung zwischen Belastungen und Gesundheit mediieren.“[522] (Abb. 8)

Welche Konsequenzen hat das theoretische Konzept der Salutogenese für die Praxis?

Ziel des salutogenetischen Konzeptes ist es nicht, eine Alternative zu bereits bestehenden Methoden der Diagnosestellung und therapeutischen Begleitung zu finden. Es soll vielmehr die bislang vorhandene pathogenetische Denkweise von einer neuen salutogenetischen Perspektive, Haltung oder Erweiterung ergänzt werden. „Förderung von Gesundheit aus einer salutogenetischen Perspektive heraus bedeutet ganz besonders die Übernahme von Selbstverantwortlichkeit für die eigene Gesundheit.“[523] Bereits im ersten Patientenkontakt – der Anamnese – äußert sich das Interesse des Arztes für die salutogenen Aspekte des Patienten in einer anderen Art von anamnestischen Fragen. Fragen nach Bereichen, welche die Gesundheit des Patienten beeinträchtigen oder fördern sowie das Erfassen des Kohärenzgefühls des Patienten erweitern die übliche ärztliche Anamnese.[524]

> Hinsichtlich der Entwicklung des Patienten steht die Frage nach dem Chronifizierungspotential im Mittelpunkt, also die Frage nach der (drohenden) Einengung von Handlungs-, Bewegungs- und Denkspielräumen, aber auch nach entgegenwirkenden Kräften, die Spielräume eröffnen können. Das Ergebnis ist eine Diagnose, aber nicht in den Begriffen einer Krankheitsklassifikation, sondern als Bilanz der derzeit für den Patienten wirksamen belastenden und entlastenden oder stärkenden Kräfte [ ]. Die bisherige Arzt-Patient-Beziehung ist daraufhin

---

[521] Rimann M, Udris I. In: Schüffel W et al 1998, S. 360

[522] Rimann M, Udris I. In: Schüffel W et al 1998, S. 361

[523] Sack M, Lamprecht F. In: Schüffel W et al 1998, S. 334

[524] s. Fragebogen „Haben Sie schon einmal über Gesundheit nachgedacht?“. In: Schüffel W et al 1998, S. 40

zu überprüfen, ob sie eine Chronifizierung begünstigt oder vermeidet.[525]

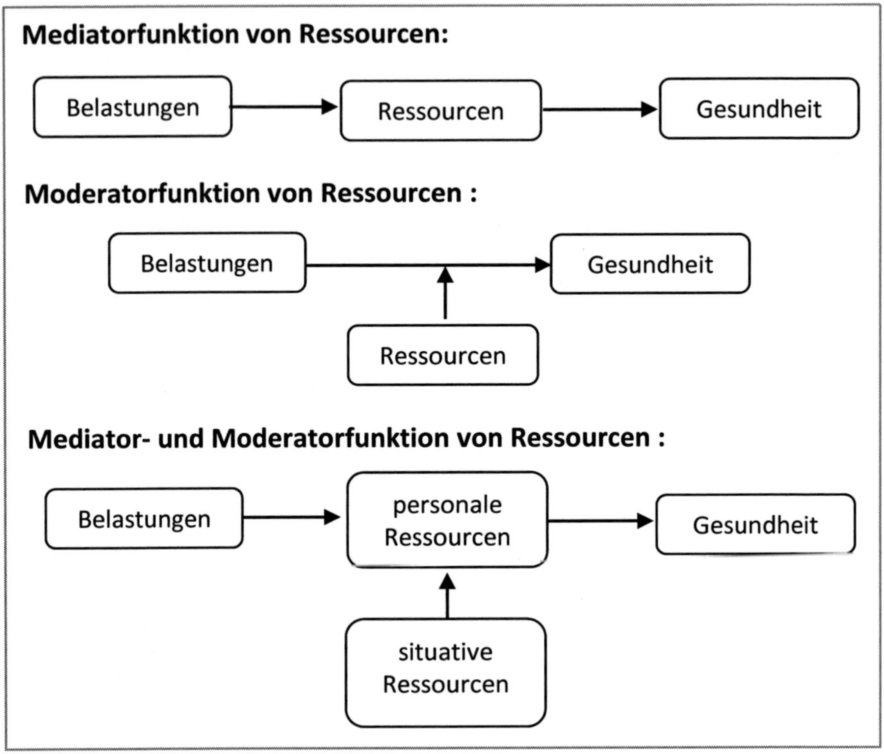

Abb. 8: Mediator- und Moderator-Funktion von Ressourcen (nach M. Rimann & I. Udris, 1993)

Die praktische Bedeutung des Salutogenesemodells liegt darin, den allmählichen Prozess der Entstehung chronischer Krankheiten abzubilden und die Aufmerksamkeit des Arztes auf die Prognose zu lenken. Ressourcenaktivierung, kreative Problemlösung im Einzelfall und Kohärenz in der Arzt-Patientenbeziehung zählen zu den Ansatzpunkten einer Umsetzung der

[525] Brucks U, Wahl W-B, Schüffel W. In: Schüffel W et al 1998, S. 41

Salutogenese in der Praxis. Die Arzt-Patienten-Beziehung, und damit die Anamneseerhebung,[526] ist in dieser Hinsicht eines der wichtigsten Instrumente. Hierbei geben die erarbeiteten und gewichteten „Brennpunkte" und Ressourcen auf den verschiedenen Ebenen (biopsychosozial) die Therapierichtung an. Um während des Therapieverlaufs frühzeitig erkennen zu können, ob jemand auf dem gedachten *Health-Ease-Disease*-Kontinuum seine Position fast unbemerkt in Richtung *dis-ease* verändert hat, entwickelten Brucks et al die „epikritische Fallbetrachtung"[527].

> Das wichtigste Ergebnis war die Erkenntnis, daß es für eine erfolgreiche Prävention notwendig ist, Entwicklungs- und Behandlungsverläufe über einen längeren Zeitraum zu beobachten und ihre Bedeutung mit dem Patienten zu diskutieren. Dies soll in der Praxis die „epikritische Fallbetrachtung" ermöglichen – eine Methode, die die kritische Aufarbeitung des Behandlungsverlaufs mit der Frage nach bisher ungenutzten Handlungsspielräumen verbindet.[528]

Sind die ungenutzten Handlungsspielräume gemeinsam erarbeitet worden, kann der Arzt mit dem Patienten zusammen daran arbeiten, dass er seine Lebenssituation auf eine andere Weise sehen und interpretieren kann. Wenn es gelingt, in Richtung der drei Komponenten des SOC zu arbeiten, schafft sich der Patient mit Hilfe des Arztes eine Chance auf ein gesünderes Leben. Auch die Frage der Lebensqualität steht in engem Zusammenhang mit einer salutogenen Haltung. „Das salutogenetische Paradigma zeigt uns, wie wichtig es ist, den Patienten als aktiven, selbstverantwortlichen Partner und als Experten seiner ganz persönlichen Gesundheit zu verstehen."[529]

Für Pauli, White und McWhinney stimmt das salutogenetische Modell von Antonovsky mit den zirkulären Modellen Jakob von Uexkülls und Thure von Uexkülls bezüglich der Erteilung und Nutzung von „Bedeutungsinhalten" überein. Margraf u. a. belegten derartige systemische Sich-

[526] Adler RH, Hemmeler W 1992
[527] Brucks U, Wahl W-B, Schüffel W. In: Schüffel W et al 1998, S. 39
[528] Brucks U, Wahl W-B, Schüffel W. In: Schüffel W et al 1998, S. 37
[529] Sack M, Lamprecht F. In: Schüffel W et al 1998, S. 334

ten in ihrem Werk „Gesundheits- oder Krankheitstheorie" (1998) durch empirische Daten.[530]

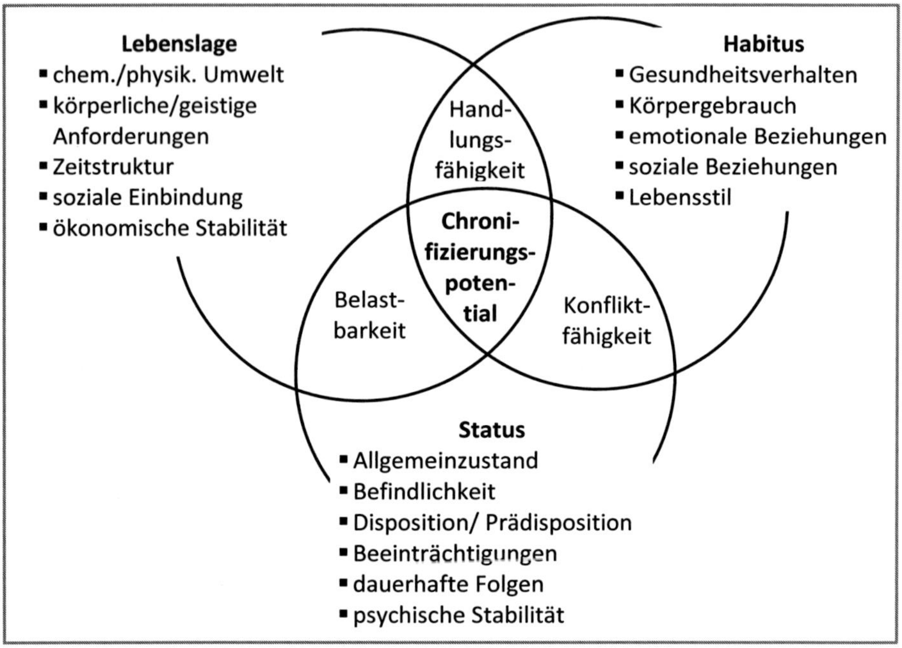

Abb. 9: Das diagnostische Modell der Epikritischen Fallbetrachtung

5.5 Das „Subjekt in der Medizin"

> Medizin wird erst Humanmedizin, wenn sie beides sieht: die Bedeutung körperlicher Krankheiten für die individuelle Wirklichkeit des Menschen und die Bedeutung seiner individuellen Wirklichkeit für die Gesundheit oder Krankheit seines Körpers und dessen Organe. [Thure von Uexküll][531]

---

[530] Margraf J, Siegrist J, Neumer S. Gesundheits- oder Krankheitstheorie? Springer, Berlin, Heidelberg, 1998

[531] Uexküll vT 1997, S. 1259

Aufgrund der Übereinstimmung der vorgestellten Autoren mit Viktor von Weizsäckers Forderung nach der „Einführung des Subjektes in die Medizin"[532], soll die Bedeutung jener Forderung für die medizinische Praxis vertieft werden. Das „Subjekt in der Medizin" kann vor allem in der Anamnese eine mehr oder weniger starke Gewichtung erfahren. Insbesondere die „Heidelberger Schule" hat sich dafür stark gemacht, dass in das Zentrum der Medizin nicht die „Krankheit", sondern der „kranke Mensch" gehört.[533] Für die Praxis ist daher die Wiedereinführung der biographisch orientierten Anamnese, die im krankheitsbezogenen Denken in den Hintergrund getreten ist, ausschlaggebend. Die Bedeutung der biographisch orientierten Anamnese wird sowohl im Modell der „Salutogenese" (in der epikritischen Fallbetrachtung) als auch im „bio-psycho-sozialen Modell" herausgestellt. Auch die Vorstellung, dass subjektive Krankheitserzählungen (*Illness narratives*) im Sinne Kleinmans[534] bereits selbst therapeutische Wirkung enthalten, weil sie dem Patienten ermöglichen, seine Erkrankung in seine Lebensgeschichte einzugliedern und neue Handlungsspielräume zu entdecken, sind dem salutogenetischen oder bio-psycho-sozialen Ansatz vertraut. B. Lown, bedeutender Kardiologe des 20./21. Jahrhunderts, beschreibt in seinem 2004 erschienenen Buch „Die verlorene Kunst des Heilens" „die Kunst des Gesprächs, des Zuhörens und sensiblen Fragens und Beobachtens, des Aufbaus von Vertrauen und der mitfühlenden Aufklärung und Übertragung von Hoffnung und Zuversicht"[535] als Voraussetzung für die „Kunst des Heilens". In diesem Werk plädiert auch Lown für eine verstärkt „narrative" Medizin, welche die Person des Patienten und dessen Biographie im Diagnose- und Therapieprozess berücksichtigt, und unterstützt somit die Forderung nach einer vermehrten Einbeziehung des Subjekts in die Medizin.[536]

[532] Weizsäcker Vv 1988 (Gesammelte Schriften Bd. 9), S. 316 und S. 487

[533] Janz D 1999

[534] Kleinman AM 1988

[535] Gottstein U. In: Lown B 2004, S. 10

[536] zu „Narrative Medizin" s. a.: Kleinmann AM 1988; Greenhalgh T 1999; Macgregor R 2001; Charon R 2001, 2004; Bedell SE, Graboys TB, Bedell E, Lown B 2004; Larson EB, Yoa X 2005

Mit ihrem Vorschlag, die Diagnose in einen nosologischen wissenschaftlichen, scheinbar objektiven und einen personalen, subjektiven, individualisierenden Teil zu unterteilen, gestehen Gross und Löffler, dem „Subjekt" auch in der Diagnose einen gebührenden Platz zu.

Auch G. Ulrich fordert, dass die Ärzte wieder lernen müssen, „besser auf *das* zu achten, was uns die Patienten sagen und nicht immer alles besser wissen wollen"[537], da Art und Ausmaß eines pathologischen Befundes keine verbindlichen Rückschlüsse auf die Qualität oder die Intensität des individuellen Krankheitserlebens zulassen.

Vor dem Hintergrund bio-psycho-sozialer und salutogenetischer Krankheitsmodelle werden vor allem im Bereich chronischer Erkrankungen in den letzten Jahren neue Konzepte zur Unterstützung der individuellen Krankheitsverarbeitung erörtert. Im Bereich der onkologischen Rehabilitation diskutiert man beispielsweise die Partizipation von Patienten an Entscheidungsprozessen (*Shared Decision-Making*) und die Stärkung von Selbsthilfekräften und Mitgestaltung durch gezielte Schulungsprogramme (*Empowerment*).[538] Man geht davon aus, dass der Patient eine größere Compliance zeigen wird, wenn der Entscheidungsprozess zusammen getragen wurde. Wie Studien zeigen, ist Compliance keine Eigenschaft des Patienten, sondern ein zu gestaltendes Verhalten, das aktiv hergestellt werden kann und dafür eine gute Arzt-Patienten-Kooperation voraussetzt.[539]

Von der Wiederentdeckung der biographischen Anamnese, über die *Illness narratives*, die Epikritische Fallbetrachtung bis hin zum *Shared Decision-Making, Empowerment* und Forschung im Bereich der Lebensqualität zeigen sich Bemühungen zur Umsetzung der Forderung nach einer Einbeziehung des „Subjektes in die Medizin".

---

[537] Ulrich G 1997, S. 6

[538] vgl. Bartsch HH 2004

[539] Petermann F 2000 sowie Stewart MA et al 2000

5.6 Die Wandlung und Erweiterung des Kausalitätsbegriffs

Aus dem bisherigen Überblick über moderne Theorien wird deutlich, dass ein allein reduktionistisches Denkmodell – und die davon abgeleiteten Vorstellungen von linearer Kausalität oder Monokausalität – nicht ausreichend ist. In der Ursachenlehre der beiden vorausgegangenen Jahrhunderte stand die „causa prima" im Vordergrund. Bei der „causa prima" handelt es sich im modernen Sprachgebrauch um das einer krankhaften Veränderung unmittelbar vorausgegangene Glied einer „immer langen und oft endlosen Kette von Ursachen der Ursachen, die wir heute den „Kausal-Regress" nennen."[540] Schaefer plädiert dafür, diese Kette unmittelbar vorausgegangener Ereignisse als „Herkunft" anstatt als „Ursache" zu bezeichnen und warnt davor „primitive Kausalbetrachtungen" (z. B. Hormondefekte, Vitaminmangel, Eiweißmangel und dergleichen) bereits „Modelle" zu nennen. Für ihn kennzeichnet „erst die Frage nach den weiteren Ursachen dieser „primitiven" unmittelbaren Ursachen [...] die moderne wissenschaftliche Medizin."[541] Dieser nächste Schritt bringt jedoch die Schwierigkeit mit sich, dass sich die „Vorursache" durch ihre „Kleinheit" oder durch ihre „Zeitdauer" der unmittelbaren Erfahrung entzieht. Nachdem die Mikroskopie sich der Frage der „Kleinheit" widmete, verdanken wir das Erforschen des Faktors „Zeit" der Epidemiologie. Sie entwickelte die zwei wesentlichen Begriffe des Risikofaktors und der multifaktoriellen Krankheitsentstehung. Alle heutigen Modelle zur Erklärung der Entstehung von chronischen Krankheiten bauen ihr Gedankengebäude (orientiert an systemischen Modellen) auf Plurikausalität oder vernetzter Kausalität auf. Zu den Faktoren, welche die multifaktorielle Krankheitsentstehung beeinflussen, werden „innere" und „äußere" Ursachen gerechnet. Schaefer lässt als „innere" Ursache allein die genetische Veranlassung gelten, da für ihn alle anderen Faktoren durch eine Auseinandersetzung mit der Umwelt beeinflusst werden. Moderne Genetiker sehen sogar die Gene im transaktionalen Zusammenhang mit ihrer Umwelt. Sie betrachten die Gene nicht als

[540] Schaefer H 1992

[541] Schaefer H 1992, S. 38

ein rein deterministisches Programm, sondern „eher als eine „Störgröße“ in einem interaktionalen Selbstregulationssystem“[542]. Selbstorganisationsprozesse jedoch verlaufen sprunghaft diskontinuierlich. Von jeder Entwicklungsstufe gibt es immer mehrere Möglichkeiten des Weiterschreitens. Welcher Weg eingeschlagen wird, ist nicht unbedingt vorhersagbar. Auch die Wirkung der Gene wird „entscheidend von den jeweiligen Umweltbedingungen mitbestimmt, ist Ausdruck einer dynamischen Interaktion von Organismus (Gen) und Umwelt.“[543] Zur exakten Beschreibung der Genwirkung ist es sinnvoll, zwischen reinen Erbkrankheiten und genetisch determinierter „Suszeptibilität“ für Risikofaktoren zu unterschieden:

> Reine „Erbkrankheit“ (z. B. viele neurologische Krankheiten) ist unbestimmt in dem Zeitpunkt ihres Beginns, aber praktisch unbeeinflussbar nach ihrem Beginn. Anders die genetisch determinierte „Suszeptibilität“ für Risikofaktoren verschiedener Art: Sie determiniert zwar den Eintritt oder das Ausbleiben der Krankheit bei Vorliegen entsprechender Risikofaktoren; da aber letztere weitgehend vermeidbar sind, herrscht hier nicht mehr die `ανάγκη` Goethes. Unser Schicksal ist also nicht „mitgeboren“, sondern gestaltbar (F. Vogel, u. a. 1981). Prävention ist sinnvoll.[544]

Für Gross und Löffler steht die genetische Disposition bei der menschlichen Morbidität und Mortalität deshalb im Vordergrund, weil unter gleichstark einwirkenden Umweltgiften und Erregern stets „nur ein Teil der Betroffenen mit sehr verschiedener Inzidenz erkrankt.“[545] Sogenannte *escaper*[546] lassen sich jedoch auch mithilfe des Kohärenzsinns („SOC“) oder über den Grad der Empfindlichkeit („Suszeptibilität“) für bestimmte Risiken erklären. Eine solche Empfindlichkeit kann nach Schaefer sowohl genetisch vorgegeben, als auch durch das bisherige Leben (durch Verhalten, Krankheit, Unfall) erworben sein. Diese Empfindlichkeit wird durch die

---

[542] Ulrich G 1997, S. 99
[543] Ulrich G 1997, S. 99
[544] Schaefer H 1992, S. 189
[545] Gross R, Löffler M 1997, S. 135
[546] *escaper*: Gesunde, die einen potentiell pathogene Faktor besitzen

Begriffe „Disposition“[547], „Diathese“[548] und „Konstitution“[549] umschrieben. Rössle nannte die „inneren“ Krankheitsbedingungen „Disposition“ und deren dauernde Eigenschaften „Konstitution“.[550] Die heutige Modelltheorie kennt nach Schaefer zwei Wurzeln der „Konstitution“: die Erbanlagen und die Lebensgeschichte des Patienten. Durch den Faktor „Zeit“ innerhalb der Lebensgeschichte erhält das Modell der Konstitution ein dynamisches Prinzip: „die genetische Konstitution des Menschen wird ständig durch Erfahrung modifiziert.“[551]

Einen besonderen Teilaspekt der „Empfindlichkeit“ eines Individuums stellt dessen Immunstatus dar. Im Bereich chronischer Erkrankungen spielt der Immunstatus vor allem bei der Entwicklung von chronischen Infektionskrankheiten, Malignomen und Autoimmunerkrankungen eine entscheidende Rolle. Forschungen im Bereich der Psychoimmunologie sprechen dafür, dass immunologische Funktionen durch Stressoren beeinflusst werden[552]. Auch der „Immunstatus“ ist somit ein dynamischer Prozess, welcher durch endogene Faktoren (z. B. Alter, psychischer und hormoneller Status, frühere Auseinandersetzung mit Krankheit) und exogene Faktoren (z. B. Infektionskrankheiten in der Umgebung, psychischer Stress, Hygiene, Medikamente, Jahreszeit) kontinuierlich modifiziert wird[553] und deshalb beeinflussbar ist.

[547] Disposition = angeborene oder erworbene Erkrankungsbereitschaft des Organismus

[548] Diathese = gesteigerte Bereitschaft des Körpers zu einer bestimmten krankhaften Reaktion

[549] Konstitution = die vorwiegend erbbedingte körperlich-seelisch-geistige Struktur des Menschen, sein physisches Erscheinungs-, Funktions- und Leistungsgefüge (Habitus), damit verbunden sein Charakter, Temperament, Verhalten sowie die Neigung zu bestimmten Krankheiten und Belastungen. (Konstitutionstypen)

[550] Rössle. In: Aschoff 1928, I.9

[551] Schaefer H 1992, S. 150

[552] vgl. Klosterhalfen W, Klosterhalfen S. Psychoimmunologie. In: Uexküll 1997, S. 150

[553] vgl. Herrmann JM, Geigges W. Infektionskrankheiten. In: Uexküll 1997, S. 931

Ein dynamisches Krankheitsmodell wird auch zur Erklärung herangezogen, warum sich chronische Krankheiten in „Etappen" entwickeln. „Die Etappen führen von zunächst unmerklichen Veränderungen, z. B. der Entstehung von Risikofaktoren, also dem für Früherkennung und Frühbehandlung wichtigen Zeitverlauf, in immer schwerere Leidenszustände hinein"[554]. Spannend für den Verlauf chronischer Krankheiten ist im Besondern die Frage, wie es teils zur Zunahme und teils zur Regression („Remission") von Symptomen und Befunden kommen kann. Den Etappenübergang von der Beschwerdefreiheit des Patienten zum ersten Auftreten von Krankheitssymptomen erklärt die „Schwellenwert-Theorie" Schaefers. Hanzl veranschaulicht diese Theorie mit dem Bild der „Kompensationsfähigkeit durch mehrere Kanäle": Wenn alle Möglichkeiten erschöpft sind, kommt es zum erstmaligen Auftreten der Symptomatik. Jeder hinzukommende Störfaktor führt zum Zusammenbruch der Regelfähigkeit eines Systems. Entfernt man eine Teil-Ursache kann Beschwerdefreiheit eintreten, bei Hinzukommen einer neuen Noxe erfolgt jedoch erneute Dekompensation. Hiermit erklärt Hanzl auch das Phänomen, dass zuweilen die unterschiedlichsten Heilmethoden zu ähnlichen Erfolgen führen: „Wenn nämlich *irgendeiner* der unser Regelsystem tatsächlich belastenden Faktoren eliminiert wird, wird in jedem Fall wenigstens vorübergehende Beschwerdefreiheit erzielt"[555]. Die „Etappenbetrachtung" und „Schwellenwert-Theorie" Schaefers sind somit auch Teil des dynamischen Modells chronischer Krankheiten.

Wenn eine chronische Krankheit ihr eigenes Zeitgesetz verlässt und in eine akute Phase übertritt (z. B. Herzinfarkt bei KHK), bedarf es einer Ergänzung des bisher dargestellten Krankheitsmodells durch das Modell des „Auslösers", da das Auftreten einer akuten Krankheit allein aus dem chronischen Verlauf heraus nicht erklärt werden kann.[556]

Das heutige Kausalitätsdenken lässt sich wie folgt zusammenfassen: Die Ätiologie chronischer Krankheiten ist nur multifaktoriell verstehbar. „Innere" und „äußere" pathogenetische Faktoren lassen sich als „Risiken"

---

[554] Schaefer H 1992, S. 167

[555] Hanzl GS 1995, S. 65

[556] vgl. hierzu Schaefer H 1992, S. 50, 51

darstellen. Letztendlich ist die „Suszeptibilität" (Empfindlichkeit) des Patienten von entscheidender Bedeutung. Diese wird von verschiedenen Teilaspekten wie Konstitution, Disposition, Kohärenzerleben, Reaktivität und Immunstatus des Individuums beeinflusst. Die Grenzen des Risikomodells liegen in der enormen Variabilität der Folgen von Risikofaktoren. Sie zeigen sich beispielsweise am Vorhandensein von „Escapern", welche wahrscheinlich durch das Vorhandensein von protektiven Faktoren (genetisch determiniert oder erworben) vor einer Erkrankung geschützt werden. Wie kleinste Ursachen zu schweren chronischen Krankheiten führen können, lässt sich über das kybernetische Modell der vernetzten Kausalität und den Faktor „Zeit" erklären: Aus dem Prinzip Rückkopplung resultiert eine sensitive Abhängigkeit von den Anfangsbedingungen (sogenannter „Schmetterlingseffekt" der Chaostheorie): Minimale Abweichungen in den Anfangsbedingungen können sich im Verlauf des Prozesses über die Rückkopplungen zu unvorhersehbaren Größen aufschaukeln. Darüber hinaus legt die „Schwellenwert-Theorie" Schaefers nah, wie in einem chronischen Prozess eine schleichende Addition von „inneren" und „äußeren" Risikofaktoren beim Überschreiten eines bestimmten „Schwellenwertes" ganz plötzlich zum Auftreten von Symptomen führen kann.

Kausaldenken in Bezug auf chronische Erkrankungen fordert heute „plurikausales" und „vernetztes" Denken. Dazu werden sowohl systemtheoretische und kybernetische als auch semiotische Modelle herangezogen. Allen Modellen ist gemeinsam, dass sie neben statischen auch dynamische Aspekte berücksichtigen. Diese umfassen die „Beziehungen des Individuums zu seiner Umwelt" sowie der Faktor „Zeit" im Entstehungsprozess chronischer Krankheiten.

5.7 Medizintheorie am Anfang des 21. Jahrhunderts – Zusammenfassung

Die Gemeinsamkeit der vorgestellten Modelle ist ein integratives Denken. Ob die von Ulrich geforderte „Biomedizin", die „bio-psycho-sozial"(-semiotischen) Modelle Engels und Uexkülls oder der kybernetisch-systemtheoretische Ansatz Gross und Löfflers: Alle Modelle streben dahin, die biologischen, psychischen und sozialen Aspekte chronischen Krankseins nicht nur additiv, sondern integriert, das heißt als einander ergänzende und beeinflussende Aspekte zu verstehen. Übereinstimmendes Ziel ist, jede Realität zu berücksichtigen, welche für das lebende System Mensch von Bedeutung ist. So treffen Reduktionismus und Holismus, pathogenetische und salutogenetische Perspektiven, statische und dynamische Modelle, Befund und Befindlichkeit, Beziehung und Autonomie, Risikofaktor und Suszeptibilität aufeinander. Übrig bleibt die Forderung nach einem dynamischen Modell von Gesundheit und Krankheit im Sinne eines *Health-Ease-Disease*-Kontinuums Antonovskys. Gesundheit und Krankheit werden zu Prozessen, in denen der Faktor „Zeit" eine entscheidende Rolle erhält. Beeinflusst werden diese Prozesse durch ein Ungleichgewicht von salutogenen und pathogenen Faktoren. Durch die Förderung von salutogenen Faktoren und das Minimieren pathogener Faktoren kann dieses Ungleichgewicht in Richtung Gesundheit beeinflusst werden. Die größte Möglichkeit der Beeinflussung liegt im Patienten. Neue Konzepte versuchen deshalb über einen gemeinsamen Entscheidungsprozess (*Shared Decision-Making*), *Empowerment* und eine Stärkung des „Kohärenzerlebens" die individuelle Krankheitsverarbeitung des Patienten zu unterstützen und somit seine Autonomie und sein Complianceverhalten zu verbessern.

Für diese Konzepte ist die Qualität der Arzt-Patient-Beziehung maßgebend. Um ein gutes Arzt-Patienten-Verhältnis entstehen zu lassen und aufrechterhalten zu können, benötigt es eine gemeinsame Wirklichkeit zwischen Arzt und Patienten.[557] Hierzu ist der Arzt gefordert, die subjektive Realität des Patienten kennenzulernen. Die Vorschläge von biographischer Anamnese, epikritischer Fallbetrachtung, Anhören von „Krankengeschichten" (*illness narratives*), Unterscheidung zwischen Zustands- und Bedeutungsdiagnose und diagnostisch-therapeutischem Zirkel sind unterschiedliche Versuche, die subjektive Wirklichkeit des Patienten zu begreifen und in den diagnostisch-therapeutischen Prozess mit einzubeziehen. Daraus ergibt sich eine „Beziehungsmedizin", welche alle Beziehungsebenen (bio-psycho-sozial-semiotisch) berücksichtigt und integriert. Diese Beziehungsebenen werden in kybernetischen und systemtheoretischen

[557] vgl. Dörner K 2001 und Simon S 2005

Modellen veranschaulicht. Hierbei sind die Phänomene „Rückkopplung" und „Emergenz" von besonderer Bedeutung. Positive und negative Rückkopplungsphänomene dienen als Erklärung, wie kleinste Abweichungen in den Anfangsbedingungen (durch Konstitution bzw. Disposition) sich mit der Zeit zu unvorhersehbaren Größen (d.h. chronischen Krankheiten) aufschaukeln können (sogenannter „Schmetterlingseffekt"). Übereinstimmend wird Anspruch auf ein „multifaktorielles", vernetztes Kausalitätsdenken erhoben.

Zu den pathogenen Risikofaktoren zählen „innere" und „äußere" Ursachen. Inwieweit ein Risikofaktor tatsächlich zu einer Erkrankung führt, entscheidet die „Suszeptibilität" (Empfindlichkeit) des Patienten. Diese wird aus den Faktoren Konstitution, Disposition, Kohärenzerleben, Reaktivität und Immunstatus des Patienten gebildet. Diese Faktoren werden von der Auseinandersetzung des Individuums mit seiner Umwelt beeinflusst. Auch hier ist der Aspekt der „Beziehung" für die Medizin ausschlaggebend.

An die Seite des durch die Wissenschaft und die medizinische Ausbildung geförderten reduktionistischen, pathogenetischen und ontologischen Krankheitsmodells stellt die Medizintheorie des 20. und 21. Jahrhunderts die Forderung nach einem Modell, welches anthropologische, biologische, systemtheoretische, kybernetische, semiotische, salutogenetische, plurikausale und prozessorientierte Perspektiven integriert.

6. Vergleich und Diskussion – Hahnemann und die Medizintheorie des 20. und 21. Jahrhunderts

6.1 Einleitung

Diese Arbeit stellt den erstmaligen Versuch dar, Hahnemanns Theorie zu Entstehung und Behandlung chronischer Erkrankungen im Vergleich mit medizintheoretischen Modellen des 20. und 21. Jahrhunderts auf seine Aktualität und heutige Berechtigung zu überprüfen. Zu der Gegenüberstellung von Hahnemanns Theorie mit den Modellen der modernen Medizintheorie gibt es dementsprechend keine Sekundärliteratur. Die Hypothesen Hahnemanns und der zeitgenössischen Medizintheorie wurden zunächst getrennt analysiert und bewertet. Im Vordergrund der Analyse der Hypothesen Hahnemanns stand das Ziel, ein medizintheoretisches Modell herauszuarbeiten, dass sich mit den modernen medizintheoretischen Modellen vergleichen lässt. Detaillierte Einzelheiten, wie beispielsweise konkrete Empfehlungen zu Diät und Lebensordnung oder spezielle Hinweise zur homöopathischen Arzneitherapie, blieben deshalb unberücksichtigt. Auch in der Analyse und Bewertung der medizintheoretischen Modelle des 20. und 21. Jahrhunderts wurde auf spezifische Einzelheiten verzichtet. Da es die „eine gültige Medizintheorie" heute nicht gibt, sondern zahlreiche unterschiedliche Modelle existieren, wurde versucht, ein Gesamtbild der Medizintheorie des 20. und 21. Jahrhunderts zu skizzieren, welches die unterschiedlichen Aspekte des „Problemdenkens" verschiedener moderner Medizintheoretiker mit einbezieht. Die Darstellung beschränkt sich auf die Beschreibung einer begrenzten Anzahl von Autoren, welche das Gesamtbild der gegenwärtigen Medizintheorie maßgeblich beeinflusst haben oder noch stets darauf einwirken. Diese Beschränkung bringt mit sich, dass weitere Modelle der modernen Medizintheorie unberücksichtigt blieben.

Der nun folgende Vergleich der Hypothesen Hahnemanns mit dem „Gesamtbild" der Medizintheorie des 20. und 21. Jahrhunderts und die daran anschließende Diskussion der Ergebnisse wurden nach Themenbereichen geordnet, die einen Vergleich der Hypothesen Hahnemanns mit denen der neuen medizintheoretischen Modelle ermöglichen.[558] Die Diskussion erfolgt innerhalb der einzelnen Unterkapitel im direkten Anschluss an die Gegenüberstellung. Der Vergleich und die Diskussion beschränken sich auf jene Themengebiete, die sowohl von Hahnemann als auch von modernen Medizintheoretikern bearbeitet wurden. Sachbereiche, zu denen Hahnemann keine Hypothesen entworfen hat, blieben dementsprechend weniger berücksichtigt. Im Zentrum der folgenden Diskussion steht die Frage, ob Hahnemanns Theorie zu Entstehung und Behandlung chronischer Krankheiten im Vergleich mit führenden medizintheoretischen Modellen des 20. und 21. Jahrhunderts heute noch eine Berechtigung zugesprochen werden kann, und falls ja, welche.

6.2 Die Definition chronischer Krankheiten

Gross und Löffler unterscheiden 1997 zwischen akuten, chronischen und lanthanischen Krankheiten. Die Entstehung chronischer Krankheiten ist „langsam“, ihr Beginn „allmählich“ oder auch „plötzlich“, der Verlauf „schleichend“ sowie in „Etappen“ und die Dauer „langwierig, langzeitig; intermittierend – rekurrierend – rezidivierend oder komplizierend“. Ein plötzlicher Beginn wird Gross zufolge „meist fälschlich auf eine äußere Ursache bezogen“. Als Vorstufe der chronischen Krankheiten können lanthanische Krankheiten[559] bestehen. Mit ihnen gehen unspezifische Allgemeinsymptome einher, welche als „prämonitorische Zeichen“ bezeichnet werden.

Hahnemann unterscheidet zwischen akuten und chronischen Krankheiten. „Chronische Krankheiten“ sind ihm zufolge jene, die im Laufe des Lebens stetig zunehmen, nie von alleine heilen und auch bei bester Lebensordnung und Diät nie von alleine besiegt werden können. Er unterteilt sie in „natürliche“ (miasmatisch verursachte) und „uneigentliche“ (durch

558 Aufgrund Überschneidungen der Inhalte einzelner Themengebiete wurden teilweise Wiederholungen nötig.

559 Im Sinne Feinsteins: krankhafte Laborbefunde noch ohne klinische Erscheinungen.

chronische, ungesunde Lebensweise, Arzneien oder medizinische Kunstfehler verursachte) Krankheiten. Zu den natürlichen, miasmatischen chronischen Krankheiten zählt er die „Psora", die „Syphilis" und die „Sykosis". Die natürlichen chronischen Krankheiten können nach Ansteckung mit dem Miasma so lange „latent" bleiben, wie ein „Lokalsymptom" auf der Haut besteht. Die latente „innere Krankheit" kündigt sich jedoch bereits mit unspezifischen Allgemeinsymptomen („Zeichen latenter Psora") an.[560] Ein „kleiner" Auslöser kann zum Ausbruch der „inneren Psorakrankheit" führen. Die Schwere der Symptome steht dann jedoch oft in keinem Verhältnis zu ihrem kleinen Auslöser, so dass Hahnemann die chronische Krankheit auf eine weiter zurückliegende Ursache (7/8 Ansteckung oder Vererbung der Urkrankheit Psora (psorisches Miasma) oder 1/8 Ansteckung mit syphilitischen oder sykotischen Miasma oder Mischung aus den drei chronischen Miasmen) zurückführt.

Hahnemanns Einteilung in akute und chronische Krankheiten ist heutzutage noch immer aktuell. Seine Definition von den natürlichen „chronischen Krankheiten" als miasmatisch verursachte, dauerhafte und stetig progrediente Krankheiten, welche ohne medizinische Behandlung lebenslang im Körper bestehen bleiben und niemals von selbst weichen, findet jedoch keine Bestätigung mehr, da das Auftreten von intermittierenden Verläufen, Spontanremissionen und Spontanheilungen allgemein anerkannt ist. Ebenso wenig erscheint seine Einteilung in natürliche (miasmatische) und uneigentliche Krankheiten gegenwärtig noch angemessen.

Hahnemanns Begriff des „Miasmas" ist ein historischer medizinischer Begriff, der allein als solcher heute noch Verwendung finden sollte. Innerhalb moderner medizintheoretischer Modelle ist er aufgrund seiner Unkonkretheit und der Mehrfachbelegung mit unterschiedlichen Definitionen[561] nicht mehr geeignet. Es erscheint sinnvoll, für neue Modelle, welche Hahnemanns „Miasmenlehre" in verschiedene Richtungen weiterentwickelt haben[562], eigene Begriffe zu definieren, um eine klare Nomenklatur innerhalb der Homöopathie zu gewährleisten.

---

560 s. CK, S. 57ff

561 vgl. Weißhuhn 1997

562 wie Ortega, Sankaran u. a.

Hahnemanns drei chronische Krankheiten „Syphilis", „Sykosis" und „Psora" haben als „miasmatisch" verursachte Krankheiten heute keine Berechtigung mehr. Sein Syphilisbegriff ist, als ein medizinischer Begriff, dem medizinischen Fortschritt unterworfen und verlangt, durch den heutigen Syphilisbegriff ersetzt zu werden. Dessen unbestimmte „miasmatische" Ursache muss durch den spezifischen Erreger „Treponema pallidum" ersetzt werden. Hahnemanns chronisch-„miasmatische" Krankheit „Sykosis" vereint die gegenwärtig voneinander differenzierten Diagnosen „Gonorrhö" und „Condylomata acuminata". Aufgrund der Vermischung zweier Krankheitsentitäten ist Hahnemanns „Sykosis"-Begriff gegenwärtig nicht mehr haltbar.

Hahnemanns Bild von der Krankheit „Psora" spiegelt in erster Linie den Krätzebegriff seiner Zeit wider. Die Idee, dass das Vertreiben eines Krätzeausschlages von der Haut zu unzähligen chronischen Krankheiten führt, war eine verbreitete Vorstellung der medizinischen Wortführer des frühen 19. Jahrhunderts. Dass Hahnemann die „Psora" zur Urkrankheit ernannte und sie für 7/8 aller chronischen Krankheiten verantwortlich machte, ist am ehesten als die extreme Weiterentwicklung einer gängigen Hypothese seiner Zeitgenossen zu verstehen. Da sich aus heutiger Perspektive 7/8 aller chronischen Krankheiten nicht monokausal erklären lassen und aus der Definition der „Psora" keine konkrete Krankheitsentität identifizierbar ist, bleibt seinem „Psora"-Begriff die Anerkennung als nosologische Einheit versagt.

Hahnemanns monokausale Vorstellung von einer Urkrankheit und drei chronischen Miasmen ist demzufolge nicht mehr berechtigt. Sowohl die Hypothese des „Lokalsymptoms", als auch die Ansicht, dass das Vertreiben oder das Verschwinden des Lokalsymptoms von der Haut zum Ausbruch unzähliger chronischer Krankheiten führt, finden heute ebenfalls keine Berechtigung mehr.

Weiterhin zeitgemäß bleibt Hahnemanns Gedanke, dass eine chronische Krankheit mit plötzlichem Beginn nicht allein auf ein vorausgegangenes äußeres Ereignis (einen Kausalregress) zurückzuführen ist. Dieses Ereignis kann zwar Teil der Pathogenese sein und den „Auslöser" darstellen, ist jedoch nicht die Ätiologie (Erstursache) der chronischen Krankheit.

Ebenso modern ist Hahnemanns Beschreibung eines latenten Krankheitszustandes mit Allgemeinsymptomen. Dieser Zustand wird heute nach Feinstein als lanthanische Krankheit mit prämonitorischen Zeichen bezeichnet.

6.3 Das Kontinuum *Health-Ease-Disease*

Die Begriffe „Krankheit" und „Gesundheit", sowie das Grenzgebiet zwischen ihnen, werden in den aktuellen medizintheoretischen Modellen meist als dynamischer Prozess im Sinne eines *Health-Ease-Disease*-Kontinuums[563] dargestellt. Fühlt sich ein Individuum gesund, so erlebt es sich auf allen Beziehungsebenen (bio-psycho-sozial) als „integriert". Es besitzt die Fähigkeit, kreativ mit sich und seiner Umwelt umzugehen. Krankheit wird als Abweichung vom Gleichgewicht salutogener und pathogener Faktoren verstanden, wobei die pathogenen Faktoren überwiegen.

Auch Hahnemanns Vorstellung von Krankheit und Gesundheit ist eine dynamische. Sie beruht auf den vitalistischen Vorstellungen seiner Zeit. Hahnemann beschrieb als einzigen salutogenen Faktor die Lebenskraft. Sie erhält die Gesundheit gegenüber krankheitsverursachenden Faktoren (Disposition, miasmatische Ansteckung, schädliche Umweltfaktoren, psychische und physische Belastung, Fehler in Lebensordnung, Diät und ärztlicher Behandlung) aufrecht. Ist der Mensch gesund, befindet sich die Lebenskraft in einem harmonischen Gleichgewicht. Chronische Krankheiten sind für Hahnemann schleichend auftretende dynamische Verstimmungen der Lebenskraft.

Ein dynamisches Bild von Gesundheit und Krankheit ist derzeit wieder aktuell. Hahnemanns vitalistische Vorstellung einer dynamischen, nichtmateriellen, miasmatischen Ansteckung ist hingegen überholt, da man Infektionskrankheiten, welche durch „Ansteckung" übertragen werden, heutzutage auf spezifische Erreger zurückführen kann.

Seine Ansicht, als salutogene Kraft allein die „Lebenskraft" anzunehmen, zeigt darüber hinaus sein monokausales Denken in Bezug auf die

---

563 nach A. Antonovsky

Möglichkeiten der Erzeugung von Gesundheit. Die Annahme moderner Medizintheoretiker, dass die salutogenen Ressourcen eines Individuums in allen bio-psycho-sozialen Beziehungsebenen zu finden sind, erfordert in der Gegenwart plurikausales Denken. Hahnemanns monokausale, vitalistische Vorstellung von einer, die Gesundheit erhaltenden „Lebenskraft" erscheint deshalb heute nicht mehr ausreichend, um alle salutogenen Ressourcen eines Patienten aufdecken und behandeln zu können.

6.4 Die Ätiologie und Pathogenese chronischer Krankheiten

Die medizintheoretischen Modelle des 20. und 21. Jahrhunderts gehen von einer plurikausalen Genese chronischer Krankheiten aus. Konstitution und Disposition, das Kohärenzerleben, die Reaktivität und der Immunstatus eines Individuums beeinflussen dessen Empfindlichkeit (Suszeptibilität), eine bestimmte chronische Krankheit zu entwickeln. Die Summe aus saluto- und pathogenen Faktoren bestimmt, wie hoch das Risiko für ein Individuum ist, an einer chronischen Krankheit zu erkranken. Das Überwiegen protektiver Faktoren (genetisch determiniert oder erworben) schützt den „Escaper" vor dem Erkranken.

Zu den ätiologischen Faktoren zählen Gross und Löffler alles, was Selye[564] zu dem Begriff „Stress" zusammengefasst hat. Dazu gehören „alle genetischen Effekte, [...] konstitutionelle Anomalien, vorbestehende Krankheiten oder Schäden, abnorme Arbeits- oder Lebensgewohnheiten, abnormer Gebrauch von Genussmitteln oder Medikamenten, mangelhafte, einseitige oder übermäßige Ernährung, [sowie] seelische Spannungen im Innern oder im Umfeld"[565]. Diese ätiologischen Faktoren müssen „notwendig und hinreichend sein, um ein Hindernis oder eine Grenze für die Kapazität der Systeme von Wachstum, Entwicklung und Anpassung zu bedeuten."[566]

---

564 Selye H 1950

565 Gross R, Löffler M 1997, S. 88

566 Gross R, Löffler M 1997, S. 88

Innerhalb des „Salutogenese-Konzepts“ versucht die „Epikritische Fallbetrachtung“ das „Chronifizierungspotential“ eines Patienten zu eruieren. Dieses setzt sich aus „Status“, „Habitus“ und „Lebenslage“ sowie der daraus resultierenden Belastbarkeit, Handlungsfähigkeit und Konfliktfähigkeit des Patienten zusammen.[567]

Hahnemann unterscheidet in Bezug auf die Ätiologie chronischer Krankheiten „natürliche“[568] von „uneigentlichen“[569] chronischen Krankheiten. Beide können in Kombination auftreten. Im Mittelpunkt seiner Theorie stehen die „natürlichen“ chronischen Krankheiten. Diese werden durch die drei Miasmen „Psora“, „Syphilis“ und „Sykosis“ verursacht. Nach Hahnemann geschieht die Übertragung natürlicher chronischer Krankheiten durch „Ansteckung“ oder durch „Erbschaft“[570]. Er versteht den Begriff „Ansteckung“ im Sinne einer dynamischen, nicht-materiellen Form. Der Terminus „Erbschaft“ bezeichnet im beginnenden 19. Jahrhundert die Weitergabe von einer Generation an die nächste. Da Hahnemann ein Zeitgenosse Lamarcks war, ist zu vermuten, dass er „Erbschaft“ im Sinne der Vererbung erworbener Eigenschaften (so z. B. auch erworbener Ansteckungskrankheiten) verstanden hat. Dies bleibt jedoch eine Hypothese, die sich mittels Hahnemanns Schriften nicht verifizieren lässt.

Während Hahnemann für Krankheiten im Allgemeinen annimmt, dass die Empfindlichkeit des Patienten ausschlaggebend dafür ist, ob und wann ein Mensch erkrankt,[571] vermutet er speziell für die Urkrankheit „Psora“ eine derart hohe Pathogenität, dass nur sehr wenige Menschen von der Ansteckung verschont bleiben. Gemäß Hahnemann tragen die meisten Menschen diese so leicht übertragbare Krankheit deshalb zumindest „latent“ in sich. Das psorische „Miasma“ hat das Potential, unzählige chronische Krankheiten zu verursachen. Wird der für die „Psora“ typische lokale Krätzeausschlag von der Haut vertrieben oder weicht er von selbst, voll-

567 s. S. 115

568 = miasmatische

569 = durch ungesunde Lebensweise, Arzneien oder medizinische Kunstfehler verursacht

570 Die Übertragung durch Erbschaft hat Hahnemann nur für das psorische Miasma beschrieben.

571 vgl. ORG 6, § 31

zieht sich ein Gestaltenwandel der bereits im Innern des Körpers ausgebreiteten, bis zu diesem Zeitpunkt noch „latenten" miasmatischen Krankheit: Sie „bricht aus" und es kommen die ersten Symptome einer chronischen Krankheit zum Vorschein. Zu welchem Krankheitsbild sich der Gestaltenwandel vollzieht, bestimmen die „modifizierenden Faktoren" Alter, Geschlecht, Erbanlage, Konstitution, Disposition, Klima, vorausgegangene medizinische Behandlungen, Diät, Lebensweise und psychischer Zustand des Individuums.

Da der Beginn einer natürlichen chronischen Krankheit aufgrund der Übertragungswege „Ansteckung und Erbschaft" bis in die Zeit der Vorfahren zurückliegen kann, verlangt Hahnemann ab 1828 bei chronisch Kranken die „bedeutungsvollsten Momente aus der ganzen Krankheits-Geschichte"[572] zu erforschen, das heißt eine ausführliche Patienten- und Familienanamnese zu erheben. Darüber hinaus fordert er, die „Nebenumstände"[573] des Patienten zu erfragen, die aufdecken können, „was sich in ihnen Krankheit Erregendes oder Unterhaltendes befindet, um durch dessen Entfernung die Genesung befördern zu können"[574]. „Gram und Verdruß" stellen für Hahnemann „die häufigste Aufregung der schlummernden Psora zu chronischer Krankheit, so wie die häufigste Verschlimmerung schon vorhandener chronischer Uebel"[575] dar. Gelingt es dem Patienten nicht, eine krankmachende Situation zu ändern oder anders zu erleben, so hält Hahnemann weitere Therapieversuche für aussichtslos.

Hahnemanns Modell beinhaltet sowohl monokausale als auch plurikausale Vorstellungen über die Entstehung chronischer Krankheiten. Die Ätiologie natürlicher chronischer Krankheiten betrachtet er als monokausal (Rückführung auf drei Miasmen, davon 7/8 auf die Urkrankheit Psora). Die Pathogenese erklärt er dagegen multifaktoriell mittels einer Vielzahl unterschiedlicher „modifizierender Faktoren". Berücksichtigt man überdies die Differenzierung in natürliche und uneigentliche chronische Krankheiten wie auch seine Anforderungen an die Anamnese bei chronisch

---

[572] ORG 6, § 5
[573] s. ORG 6, §§ 5,6
[574] ORG 6, § 94
[575] CK, S. 140

kranken Menschen, so wird deutlich, dass Hahnemann neben monokausalen Vorstellungen plurikausale Erklärungsansätze zur Entstehung chronischer Erkrankungen herangezogen hat.

Nach Meinung zeitgenössischer Medizintheoretiker ist die Ätiologie chronischer Krankheiten allein plurikausal erklärbar. Derzeit spricht man von einer multifaktoriellen Genese chronischer Erkrankungen, welche infektiöse und genetische Ursachen ebenso einschließt wie chronische ungesunde Lebensbedingungen (Ernährung, Lebensgewohnheiten, soziales Umfeld, etc.). Bilden bei den sogenannten Zivilisationskrankheiten die Ernährung, die Lebensgewohnheiten und das genetisch vererbte Risiko die bedeutendsten pathogenen Faktoren, so sind bei den chronischen Infektionskrankheiten (AIDS, chronische Hepatitisformen, u. a.) der Erreger und die Suszeptibilität des Individuums für die Prognose des Patienten entscheidend. Hahnemanns monokausale Vorstellung, dass alle natürlichen chronischen Krankheiten ausschließlich miasmatischer Herkunft sind, ist demzufolge heute nicht mehr haltbar. Noch weniger haltbar ist die Behauptung, dass alle chronischen Krankheiten allein auf drei chronische Miasmen zurückzuführen sind (davon 7/8 auf das psorische Miasma und 1/8 auf das syphilitische, das sykotische oder auf eine Mischung aus den chronischen Miasmen). Seine Theorie über die Pathogenese chronischer Krankheiten bietet dagegen einen plurikausalen Ansatz (das Modell der „modifizierenden Faktoren"), welcher auch gegenwärtig noch Beachtung verdient. Die „modifizierenden Faktoren" entsprechen heutzutage den „ätiologischen Faktoren", die Gross und Löffler unter Selyes Begriff „Stress" subsumieren. Deshalb erscheinen sie für die Ätiologie chronischer Krankheiten derzeit noch aktuell. Da sich Hahnemanns Modell der „modifizierenden Faktoren" jedoch auf die heute nosologisch unberechtigte „Urkrankheit Psora" bezieht, ist seine Hypothese im Bezug auf diese als historisch und überholt anzusehen.

Modern bleibt Hahnemann mit seiner Meinung, dass die Empfindlichkeit des Patienten ausschlaggebend dafür ist, ob und wann ein Mensch erkrankt. Speziell für das psorische Miasma nahm er jedoch eine solch hohe Pathogenität an, dass kaum ein Mensch davon unangesteckt bleiben konnte. Hahnemann beschrieb mit dem Übertragungsweg der „Psora" die Ätiologie chronischen Krankheiten durch „Ansteckung" und „Erbschaft".

Seine ungenauen damaligen Ansichten, basierend auf den Modellen seiner Zeit (Miasmen, Folgen der Vertreibung der Krätze, Vitalismus, Vererbung erworbener Eigenschaften), haben heute keine Berechtigung mehr und gehören durch das aktuelle Wissen der Infektiologie, Immunologie und Genetik ersetzt. Die Faktoren „Infektion“ und „genetisches Risiko“ bzw. „Erbkrankheit“ haben in der Ätiologie chronischer Krankheiten auch heute noch eine herausragende Bedeutung. Gegenwärtig werden neben pathogenen auch salutogene, protektive Faktoren beschrieben, die genetisch vererbt oder erworben werden können. Hahnemann, der weder unser heutiges immunologisches noch genetisches Wissen besaß, beschrieb allein pathogene Faktoren, um die Ätiologie chronischer Krankheiten zu erklären.

Als komplette Medizintheorie über die Entstehung chronischer Krankheiten hat Hahnemanns Theorie gegenwärtig keine Berechtigung mehr. Ausgenommen der plurikausalen Erklärungsansätze (Differenzierung in „natürliche“ und „uneigentliche“ chronische Krankheiten, Berücksichtigung von „Nebenumständen“ und „modifizierenden Faktoren“) kann sie dem Vergleich mit aktuellen Modellen nicht standhalten und sollte deshalb durch moderne Theorien ersetzt werden. Hahnemanns historische Vorstellung der miasmatischen Verursachung chronischer Krankheiten findet sich in Modellen der Gegenwart am ehesten in den „ätiologischen Faktoren“ „Infektion“, „genetisches Risiko“ und „Erbkrankheit“ wieder.

6.5 „Krankheit“ versus „kranker Mensch“

Das ärztliche Handeln wird zunehmend von der „Evidence-based Medicine“ bestimmt. Ihr Ziel ist es, für jede Diagnose die effektivste Therapie zu evaluieren und zu standardisieren. Die praktische Medizin soll dadurch so weit wie möglich objektiviert und optimiert werden. Als Gegengewicht zu dieser Entwicklung fordern die Medizintheoretiker des 20. und 21. Jahrhunderts die verstärkte Einbeziehung des „Subjekts in die Medizin“[576]. Möglichkeiten, die subjektive Wirklichkeit des Patienten verstärkt in den

[576] nach Viktor von Weizsäcker. Vgl. Weizsäcker v V. GS, Bd. 9, 1988, S. 316 und S. 487

diagnostisch-therapeutischen Prozess mit einzubeziehen, bieten die biographische Anamnese, sogenannte *Illness Narratives*die epikritische Fallbetrachtung sowie eine Zweiteilung der Diagnose in Krankheits- und Individualdiagnose. Eine Stärkung von Kompetenz, Mitgestaltungsmöglichkeiten und Selbsthilfekräften des Patienten durch dessen Partizipation an Entscheidungsprozessen, gezielten Schulungsprogrammen, Selbsthilfegruppen, u. ä. (sogenanntes *Empowerment*) fördern darüber hinaus das „Kohärenzerleben" des Patienten in Bezug auf den diagnostisch-therapeutischen Prozess und erhöhen dessen Compliancefähigkeit.

Hahnemann kombiniert im diagnostisch-therapeutischen Prozess individuelles Vorgehen mit standardisierten Therapieschemata. Er versucht jeden Krankheitsfall aus zwei Blickwinkeln zu erfassen: einem subjektiven, der alle Symptome, Nebenumstände und die individuelle Wirklichkeit des Patienten mit einschließt, und einem objektiven, der nach typischen Krankheitsbildern sucht, die von einem auf einen anderen Patienten übertragbar sind. Der objektive Blickwinkel ermöglicht ihm zu erkennen, ob eine „festständige Krankheit" mit typischem Verlauf und Charakter vorliegt, der er einen eigenen Namen geben (z. B. Syphilis oder Sykosis), eine Ursache zuordnen und für die er eine standardisierte homöopathische Therapie einführen kann. Der subjektive Blickwinkel ermöglicht ihm darüber hinaus, für jedes individuelle, nichtkategorisierbare Leiden eine passende Therapie, bestehend aus einer (nach dem Ähnlichkeitsprinzip gewählten) homöopathischen Arznei und unterstützenden Maßnahmen, anbieten zu können. Dafür muss der Arzt jeden Krankheitsfall „streng individualisieren". Um ein möglichst reales Bild über den subjektiven Leidenszustand des Patienten zu erhalten, empfiehlt Hahnemann, in der Anamnese alle Angaben in den Worten zu notieren, die der Kranke und die Angehörigen verwenden. Um das subjektive Leiden des Patienten im Therapieverlauf besser verfolgen und entscheiden zu können, ob das Arzneimittel treffend gewählt wurde, lässt Hahnemann den Patienten ein Tagebuch führen[577].

Mit der parallelen Weiterentwicklung individueller Therapieideale und standardisierter Behandlungsschemata für „festständige Krankheiten", begibt sich Hahnemann in die medizinische Problematik der getrennten

---

577 CK, S. 168, 169

Beurteilung von Krankheitsentität und krankem Menschen. Das Kernproblem besteht darin, dass einerseits, bei der reinen Krankheitsbetrachtung, die individuelle, subjektive Bedeutung der Krankheit für den Patienten bei der Diagnosestellung und Therapie unberücksichtigt bleibt, und dass andererseits, bei der Betrachtung des gesamten kranken Menschen und seines Umfeldes, das individuelle Leiden meist nicht auf eine allgemeingültige Diagnose reduzierbar ist. Für Gross und Löffler ist „Krankheit" deshalb nicht mehr als eine „Abstraktion" oder ein „Denkmodell", da es die spezifischen Merkmale des Einzelfalls außen vorlässt. Um die spezifischen Merkmale des Einzelfalls mit zu berücksichtigen, erwartet Hahnemann – auch nach Entwicklung der Psoralehre – vom homöopathischen Arzt als oberste Pflicht die „strenge Eigen-Behandlung (Individualisierung) jedes Krankheits-Falles"[578]. Mit dieser Erwartung stellt Hahnemann das „Subjekt" im diagnostischen und therapeutischen Prozess an vorderste Stelle. Sein Konzept erfüllt damit die moderne Forderung nach einer Berücksichtigung des Subjektes in der Medizin. Die sowohl individuelle als auch krankheitsspezifisch orientierte Erhebung des vollständigen Krankheitsbildes entspricht der modernen Forderung einer Zweiteilung in Krankheits- und Individualdiagnose. Eine Miteinbeziehung des Patienten und der Angehörigen in die Therapie, ähnlich dem heutigen *Empowerment*, findet sich in Hahnemanns Patientenberatung bezüglich Diät, Lebensordnung, psychosozialen Schwierigkeiten und geschwächter Lebenskraft. Diese „besonderen Hinweise für chronisch Kranke" fordern den Patienten und die Angehörigen auf, aktiv am Therapieprozess mitzuwirken. Darüber hinaus legt Hahnemann beim Geben von Ratschlägen Wert auf die Beachtung der Compliancefähigkeit des Patienten.

Eine biperspektivische Beurteilung von Individual- und Krankheitsdiagnose und deren Einbeziehung in den diagnostisch-therapeutischen Prozess sowie die aktive Miteinbeziehung des Patienten und der Angehörigen im Sinne einer „trialogischen Medizin"[579] ist in der gegenwärtigen Diskus-

---

[578] ORG 6, § 82

[579] „trialogisch" steht für „Arzt-Patient-Angehörigen-Beziehung". Vgl. Dörner K 2001, S. 155

sion um das „Leib-Seele-Problem“ in der Medizin[580] hochaktuell. Hahnemanns diesbezügliche Ansatzpunkte sollten in der Weiterentwicklung aktueller homöopathischer Medizintheorien zur Behandlung chronisch kranker Menschen ausreichend Berücksichtigung finden.

6.6 Die Therapie chronischer Krankheiten

Die moderne Medizintheorie postuliert ein Therapiekonzept für chronische Krankheiten, welches alle Ebenen (bio-psycho-sozial) „integrativ“ behandelt und damit den Leib-Seele-Dualismus überwindet. Die Forderung nach „Integration“ berücksichtigt das Phänomen der „Emergenz“, welches bedeutet, dass das „lebende System Mensch“ mehr ist als die Summe seiner bio-psycho-sozialen Ebenen. Systemtheoretiker denken den kranken Menschen als ein „offenes System“, das auf allen Ebenen in ständiger Beziehung zu seiner Umwelt steht. Für Uexküll ist die ärztliche Heilkunde deshalb „Beziehungsmedizin“.

Neben dem bislang stark pathogen geprägten Denken verlangt die moderne Medizintheorie im therapeutischen Prozess vermehrt salutogenes Denken, welches zum Ziel hat, die salutogenen Ressourcen eines Individuums zu entdecken, zu aktivieren und zu stärken. Hierzu bedient sich das Salutogenese-Konzept der „Epikritischen Fallbetrachtung“. Diese ist, ebenso wie der „Diagnostisch-therapeutische Zirkel“ Uexkülls, darauf ausgelegt, den chronisch kranken Menschen im Arzt-Patientenkontakt über einen längeren Zeitraum zu beobachten und zu begleiten (Einplanung des Faktors „Zeit“). Das Ziel beider Modelle ist es, gemeinsam mit dem Patienten immer wieder neu zu evaluieren, in welche Richtung sich der Patient auf der gedachten *Health-Ease-Disease*-Linie bewegt und wie diese Entwicklung weiter unterstützt oder aufgehalten werden kann. Hierzu sind die „Chronifizierungspotentiale“ eines Patienten sowie die „Aufwärts- und Abwärtseffekte“ zwischen den bio-psycho-sozialen Ebenen zu bestimmen und zu eliminieren bzw. minimieren.

[580] vgl. Meyer O. Leib-Seele-Problem und Medizin, 2005

Gross und Löffler schlagen zur Integration beider Perspektiven 1997 die Zweiteilung der Diagnose in Krankheits- und Individualdiagnose, beziehungsweise Zustands- und Bedeutungsdiagnose vor. Diese Zweiteilung ermöglicht eine „Biperspektivität" im diagnostisch-therapeutischen Prozess und unterstützt das Miteinander von evidenzbasierten Therapiestandards und bedeutungsorientierten Individualtherapien.

Hahnemanns Gesamtkonzept zur Behandlung chronischer Krankheiten setzt sich aus den Elementen homöopathische Arzneitherapie, Anordnungen in Diät und Lebensordnung, psychotherapeutische Begleitung, soziale Unterstützung und weiteren ergänzenden Verfahren zusammen.[581] Es enthält sowohl individuelle als auch schematische Aspekte, denn Hahnemann entwickelte ab 1801 mit Beschreibung der „festständigen Krankheiten" parallel zu seinem, bis dahin rein homöopathisch-phänomenologischen Blickwinkel, der jeden Krankheitsfall streng individualisierte und die subjektive Wirklichkeit des Patienten berücksichtigte, eine kausal-erklärenden und pragmatische Betrachtungsweise, welche die Möglichkeit versprach, Therapieschemata zu entwickeln, die sich von einem auf den anderen Patienten übertragen lassen. Diese parallele Entwicklung zeigt sich am deutlichsten in seinem Entwurf der „Miasmenlehre" von 1828. Der pragmatische, die „Causa" suchende Blickwinkel, zielte darauf, festständige Krankheiten, zu denen er auch die „miasmatisch"-verursachten zählte, mit Namen zu benennen und für jede einzelne dieser festständigen Krankheiten mit typischem Verlauf, Charakter und gleichbleibender Ursache eine „festständige Heilart, als Regel", das heißt ein Therapieschema einzuführen. In Bezug auf die „miasmatischen" chronischen Krankheiten nannte er diese Therapiebaustein „antimiasmatische Behandlung".

Aus Hahnemanns Angaben zur Therapie chronischer Krankheiten wird ersichtlich, dass er versuchte, alle bio-psycho-sozialen Beziehungsebenen eines Patienten im diagnostisch-therapeutischen Prozess zu berücksichtigen. Dies betonen seine Anweisungen zur Beachtung der „Nebenumstände" sowie des psycho-sozialen Umfeldes des Patienten. Fortdauernde pathogene Belastungen, welche die Krankheit unterhalten können, sind ausfindig zu machen und aus dem Weg zu räumen.

---

[581] s. Abb. 3

Im Sinne von „Aufwärtseffekten“[582] beschreibt Hahnemann „psychische Krankheiten“, welche auf dem Boden von Körperkrankheiten entstehen. Daneben führt er „Gemütskrankheiten“ an, die mit der Zeit auch den körperlichen Zustand verderben können. Dieser Effekt wird heute nach Uexküll als „Abwärtseffekt“ bezeichnet. Während die „psychischen Krankheiten“ in erster Linie eine Behandlung der somatischen Krankheit verlangen, bedürfen die „Gemütskrankheiten“ vornehmlich einer psychotherapeutischen Begleitung.

Darüber hinaus beachtet Hahnemann im diagnostisch-therapeutischen Prozess den Faktor „Zeit“. Er fordert ab 1828 mittels einer ausführlichen Patienten- und Familienanamnese die Dimension Zeit in die Anamnese mit einzubeziehen.[583] Für den Behandlungsverlauf nimmt er an, dass die Natur chronischer Krankheiten ein schnelles Heilen verbietet. „Schnell“ heilt eine zehn- bis dreißigjährige Krankheit gemäß Hahnemann in ein bis zwei Jahren, wobei eine Heilung beim älteren Patienten im Allgemeinen länger dauert als beim jüngeren. Als Grundvoraussetzung jeder Heilung erwartet er eine Kräftezunahme beim Kranken und das Weichen der Symptome in umgekehrter Reihenfolge wie sie aufgetreten sind.

Hahnemanns Modell zur Behandlung chronischer Krankheiten ist ein multikonditionelles Konzept, dass alle bio-psycho-sozialen Ebenen integrativ behandelt. Es geht weit über die vier Grundprinzipien der Homöopathie (Verwendung von Einzelmitteln, Ähnlichkeitsregel, Arzneimittelprüfung am Gesunden, Potenzierung) sowie über eine speziell „antimiasmatische“ Behandlung hinaus. In seiner „Biperspektivität“ schlägt es eine Brücke zwischen einer rein Ursachen-orientierten und einer Patienten-zentrierten Medizin.

Im Vergleich mit Modellen der Medizintheorie des 20. und 21. Jahrhunderts erscheint dieses integrative Gesamtkonzept gegenwärtig aktuell. Es erfüllt die Forderung der modernen Medizintheoretiker nach einer Heilkunst, die „Beziehungsmedizin“ ist, und welche, neben einer objektiven, kausalorientierten Diagnostik und Therapie, die subjektive Wirklichkeit des Patienten in den Prozess mit einbezieht.

---

582 nach Thure von Uexküll

583 vgl. Gnaiger J 1987

Innerhalb dieses Gesamtkonzeptes versucht Hahnemann, die ätiologischen Faktoren „Ansteckung" und „Erbschaft" – dem Wissen seiner Zeit entsprechend – gezielt („antimiasmatisch") zu behandeln. Die gezielte Therapie einer bekannten und behandelbaren Ursache chronischer Krankheiten, wie z. B. der Syphilis oder Borrelliose, ist in der gegenwärtigen Medizin Standard. Auch wenn der Begriff „antimiasmatisch" heute keine Gültigkeit mehr hat, behält Hahnemanns Ansatz der gezielten Kausalbehandlung weiterhin Berechtigung. Ob als Arzneitherapie chronischer Krankheiten eine rein homöopathische Behandlung ausreichend sein kann, betrifft die Frage nach der Wirksamkeit der Homöopathie. Diese kann im Rahmen dieser Arbeit nicht beantwortet werden und bleibt deshalb offen.

Festzustellen ist, dass zu Hahnemanns Zeit so gut wie nichts vom aktuellen Wissen der Infektiologie, Immunologie und Genetik bekannt und keines der heutigen Arzneimittel (Antibiotika, Immunsuppressiva, etc.) erfunden war. Ebenso gering waren die Erkenntnisse über Ernährung, Risikofaktoren, Stress, Psyche, Hygiene, u. a.. Hahnemanns Anweisungen zu Diät, Lebensordnung sowie psycho-sozialer Begleitung spiegeln den Wissensstand des frühen 19. Jahrhunderts wieder. Diese Bereiche sind heute wissenschaftlich tiefer durchdrungen und fordern durch den aktuellen Stand der Wissenschaft ersetzt zu werden.

Zeitgemäß bleibt Hahnemanns Direktive, den Patienten und dessen Angehörige aktiv in die Therapie mit einzubeziehen und bei der Patientenberatung auf die Compliancefähigkeit des Patienten zu achten. Dem Anspruch der zeitgenössischen Medizintheoretiker, neben der Beachtung aller pathogenen Faktoren auch den salutogenen Ressourcen eines Patienten Rechnung zu tragen, wird Hahnemann nicht gerecht. Mit seiner Forderung, alle „Nebenumstände", welche die Krankheit unterhalten können, ausfindig zu machen und diese aus dem Weg zu räumen, entwarf er jedoch ein Modell, dass der heutigen, aus dem Salutogenesekonzept stammenden Evaluierung des „Chronifizierungspotential" eines Patienten (mit dem Ziel dessen therapeutischer Beeinflussung) ähnelt. Hahnemanns Einbeziehung des Faktors „Zeit" in den anamnestischen und therapeutischen Prozess sowie die regelmäßige Evaluierung des Behandlungsverlaufs, unterstützt durch ein Patiententagebuch, erinnern an das Modell des „Diagnostisch-therapeutischen Zirkels" von Uexküll und Wesiak.

Zusammenfassen lässt sich, dass Hahnemanns Gesamtkonzept zur Behandlung chronischer Krankheiten im Vergleich mit modernen Medizintheorien eine Berechtigung behält, da es sich um ein „integratives", multikonditionelles Modell handelt, welches „biperspektivisch" sowohl der Kausalität der Krankheit als auch der subjektiven Wirklichkeit des Patienten gerecht wird. Als ein Modell, welches nebeneinander und integriert alle Ebenen des „Systems" Mensch und deren Beziehung zueinander im Diagnose- und Therapieprozess berücksichtigt, verdient es neben den „systemtheoretischen" und „kybernetischen" Modellen der Gegenwart beachtet zu werden.

Eine heutige praktische Umsetzung von Hahnemanns Gesamtkonzept zur Behandlung chronischer Krankheiten bedarf der Ersetzung veralteter Vorstellungen durch aktuelle wissenschaftliche Erkenntnisse. Diese „Modernisierung" muss ein ständiger dynamischer Prozess sein, der mit der wissenschaftlichen Weiterentwicklung einhergeht. Nur so können, neben den Grundzügen des Konzeptes, auch dessen spezielle Inhalte zeitgemäß bleiben. Die Analyse von Hahnemanns Schriften belegt, dass Hahnemann seine eigenen Hypothesen, angepasst an die Weiterentwicklung der Vorstellungen seiner Zeitgenossen, stets überarbeitete und modifizierte. Ein starres, dogmatisches Festhalten an „miasmatischen", vitalistischen oder monokausalen Vorstellungen findet deshalb keine Berechtigung.

6.7 Ausblick

Die vorliegenden Ergebnisse zeigen, dass Hahnemanns Gesamtkonzept zur Behandlung chronischer Krankheiten die Basis für die Entwicklung eines aktuellen medizintheoretischen Modells der Homöopathie zur Behandlung chronisch kranker Menschen bilden kann. Dafür müssen historisch veraltete Inhalte und Termini von modernen wissenschaftlichen Erkenntnissen und Begriffen abgelöst werden. Hahnemanns monokausales Modell der Entstehung chronischer Krankheiten fordert in großen Teilen aufgegeben und durch plurikausale Modelle der modernen Medizintheorie ersetzt zu werden. Dieses Ergebnis korrespondiert mit der Meinung Wischners, dass Hahnemann seine Krankheitslehre in eine Sackgasse steuerte.[584]

Die Entwicklung einer aktuellen Medizintheorie zur Behandlung chronischer Krankheiten innerhalb der Homöopathie gewährleistet eine einheitliche Nomenklatur, die einen Dialog mit Vertretern von Schulmedizin und anderen komplementärmedizinischen Richtungen ermöglicht. Solch ein Dialog bildet die Grundlage für einen „Pluralismus in der Medizin", dessen Ziel „eine patientengerechte und wirkungsvollen Integration verschiedener therapeutischer Schulen"[585] ist. Will sich die homöopathische Ärzteschaft einem solchen Diskurs stellen, ist von einem starren Festhalten an „miasmatischen", vitalistischen oder monokausalen Vorstellungen abzusehen und ein modernes, medizintheoretisches Modell der Homöopathie zur Entstehung und Behandlung chronischer Krankheiten zu entwickeln. Die Grundlage dazu kann Hahnemanns Gesamtkonzept zur Behandlung chronischer Krankheiten liefern, dass auch 170 Jahre nach Veröffentlichung der zweiten Auflage des Werkes *Die chronischen Krankheiten* als „integratives", „biperspektivisches" und „multikonditionelles" medizintheoretisches Modell aktuell bleibt.

---

[584] vgl. Wischer M 2000, S. 344

[585] Willich S, Girke M, Hoppe JD, Kiene H, Klitzsch W, Matthiessen PF, Meister P, Ollenschläger G, Heimpel H 2004

7. Zusammenfassung

Das „Problemdenken" der Medizintheorie des beginnenden 21. Jahrhunderts spiegelt die Tatsache wider, dass die Medizin vor einem „Panoramawechsel der Krankheiten von den akuten auf die chronischen Erkrankungen"[586] steht. Unser Gesundheitssystem wird damit konfrontiert, dass viele chronisch kranke Patienten komplementärmedizinische Therapieverfahren in Anspruch nehmen. Dies schließt auch die Homöopathie mit ein. Die Ergebnisse einer prospektiven, multizentrischen Beobachtungsstudie der Charité Berlin[587] sprechen aus Sicht des Patienten für eine Inanspruchnahme der klassischen Homöopathie bei Bestehen einer chronischen Erkrankung. Projekte wie der Modellversuch „Homöopathie in der Pädiatrie" am Dr. von Haunerschen Kinderspital der Ludwig-Maximilians-Universität München[588] zeigen, dass ein Nebeneinander von Schulmedizin und Homöopathie nicht nur im ambulanten Bereich, sondern ebenso an einer Universitätsklinik möglich ist.

Die Integration verschiedener medizinischer Konzepte erfordert jedoch zunächst einen Dialog zwischen sich bislang fremden Kooperationspartnern. Es wird eine intersubjektive Vermittelbarkeit des jeweils fremden Medizinkonzepts vorausgesetzt, damit ein Dialog zwischen Homöopathie und Schulmedizin möglich werden kann.

Samuel Hahnemann, Begründer der Homöopathie, veröffentlichte 1828–1830 sein Werk *Die chronischen Krankheiten*[589]. Das Werk enthält Hahnemanns Theorie über die Entstehung und die Behandlung chronischer Krankheiten. Diese Theorie ist seit ihrer Veröffentlichung umstritten und von der homöopathischen Ärzteschaft als medizintheoretisches Modell der Homöopathie zu Entstehung und Behandlung chronischer Krankheiten nicht durchgängig akzeptiert worden. Für einen Dialog mit Vertretern von Schulmedizin und anderen komplementärmedizinischen Rich-

586 Schipperges H 1999, S. 179

587 Becker-Witt C, Lüdtke R, Weber K, Willich SN 2003

588 Kerckhoff A, Albrecht H 2003, S. 118

589 2., überarb. Aufl. 1835–1839. Spätere Ergänzungen erfolgen im Organon der Heilkunst 1842

tungen benötigt es jedoch ein intersubjektiv vermittelbares Konzept zum Umgang mit chronischen Krankheiten innerhalb der Homöopathie. Die Frage, ob Hahnemanns Theorie zu Entstehung und Behandlung chronischer Erkrankungen als Grundlage zur Entwicklung eines solchen Konzeptes dienen kann, fordert die Überprüfung von Hahnemanns Hypothesen auf ihre heutige Aktualität. Eine wissenschaftliche Arbeit, welche diese Überprüfung vornimmt, liegt bisher nicht vor. Es ist Ziel dieser Arbeit, diese Lücke zu schließen und die Forschungsfrage zu beantworten, ob Hahnemanns Theorie zu Entstehung und Behandlung chronischer Erkrankungen im Vergleich mit führenden medizintheoretischen Modellen des 20. und 21. Jahrhunderts heute noch eine Berechtigung hat.

Um Hahnemanns Hypothesen möglichst im Sinne der Zeit des frühen 19. Jahrhunderts verstehen zu können, folgt nach dem Einleitungsteil eine Vermittlung von Grundlagen über die Medizin des 18. und 19. Jahrhunderts, Samuel Hahnemanns Leben und Werk, die Homöopathie und die Genese und Semantik des Begriffs „Miasma". Im Anschluss daran gibt das dritte Kapitel eine Zusammenfassung von Hahnemanns Werk *Die chronischen Krankheiten*, welche sich im inhaltlichen Aufbau nah am Original Hahnemanns orientiert. Das vierte Kapitel enthält die Analyse der Hypothesen Hahnemanns und arbeitet sein Modell über die Entstehung und Behandlung chronischer Krankheiten heraus. Darauf folgt im fünften Teil die Erarbeitung eines „Gesamtbildes" über die verschiedenen Modelle der Medizintheorie des 20. und 21. Jahrhunderts, an dem Hahnemanns Hypothesen im sechsten Kapitel auf ihre Aktualität und heutige Berechtigung überprüft werden.

Während Hahnemanns monokausales Modell der miasmatischen Ätiologie chronischer Krankheiten im Vergleich mit den plurikausalen Modellen der modernen Medizintheorie in großen Teilen als ungültig beurteilt werden muss, behält seine Theorie zur Behandlung chronischer Krankheiten aufgrund ihres multikonditionellen, systemischen und biperspektivischen Ansatzes weiterhin Berechtigung. Sie kann als Grundlage zur Entwicklung eines modernen medizintheoretischen Modells der Homöopathie zu Entstehung und Behandlung chronischer Krankheiten dienen, welches einen Dialog mit Vertretern der Schulmedizin im Sinne des Dialogforums „Pluralismus in der Medizin" ermöglicht. Da diese Arbeit den erstmaligen

Versuch darstellt, Hahnemanns Theorie zu Entstehung und Behandlung chronischer Erkrankungen im Vergleich mit medizintheoretischen Modellen des 20. und 21. Jahrhunderts auf seine Aktualität und heutige Berechtigung zu überprüfen, existiert für die zentrale Forschungsfrage dieser Arbeit keine Sekundärliteratur und eine Diskussion der Ergebnisse mit den Resultaten anderer Autoren ist deshalb nicht möglich. Aufgrund der vorliegenden Ergebnisse, welche die Berechtigung von Hahnemanns Gesamtkonzept zur Behandlung chronischer Krankheiten im Vergleich mit aktuellen medizintheoretischen Modellen aufzeigen, erscheinen weiterführende Arbeiten im Bereich der „Homöopathie und Medizintheorie" sowie die Fortführung der mit dieser Arbeit begonnenen Diskussion jedoch sinnvoll und notwendig.

8. Literaturverzeichnis

8.1 Bücher und Aufsätze von Christian Friedrich Samuel Hahnemann

(Bei Verzeichnung des Werkes in der Bibliographie von Schmidt JM (1989), erfolgt die Angabe der Bibliographienummer in eckigen Klammern.)

Unterricht für Wundärzte über die venerischen Krankheiten, nebst einem neuen Quecksilberpräperate. Leipzig, 1789

Ueber ein neues Prinzip zur Auffindung der Heilkräfte der Arzneisubstanzen, nebst einigen Blicken auf die bisherigen.(1796). In: Stapf I, Dresden u. Leipzig, 1829 [Nr.179]

Organon der rationellen Heilkunde. Dresden 1810. [Nr.3] (ORG 1)

Reine Arzneimittellehre. 1. Aufl.. Dresden 1811–1821. [Nr.10], Erster Theil. Dresden 1811, Zweiter Theil. Dresden 1816, Dritter Theil. Dresden 1817, Vierter Theil. Dresden 1818, Fünfter Theil. Dresden 1819, Sechster Theil. Dresden 1821 (RAL 1)

Organon der Heilkunst. 2. vermehrte Aufl.. Dresden 1819. [Nr.4] (ORG 2)

Reine Arzneimittellehre. 2., vermehrte Aufl.. Dresden, Dresden u. Leipzig 1822–1827. [Nr.11], Erster Theil. Dresden 1822, Zweiter Theil. Dresden 1824, Dritter Theil. Dresden 1825, Vierter Theil. Dresden 1825, Fünfter Theil. Dresden u. Leipzig 1826, Sechster Theil. Dresden u. Leipzig 1827 (RAL 2)

Organon der Heilkunst. 3. verbesserte Aufl.. Dresden 1824. [Nr.5] (RG 3)

Die chronischen Krankheiten: ihre eigenthümliche Natur und homöopathische Heilung. 1. Aufl.. Dresden u. Leipzig 1828–1830. [Nr.13], Erster Theil. Dresden u. Leipzig 1828, Zweiter Theil. Antipsorische Arzneien. Dresden u. Leipzig 1828, Dritter Theil. Antipsorische Arzneien. Dresden u. Leipzig 1828, Antipsorische Arzneien. Dresden u. Leipzig 1828, Vierter Theil. Antipsorische Arzneien. Dresden u. Leipzig 1830 (CK 1)

Organon der Heilkunst. 4. verbesserte und vermehrte Aufl.. Dresden u. Leipzig 1829 (1). [Nr.6] (ORG 4)

Organon der Heilkunst. 5. verbesserte und vermehrte Aufl.. Dresden u. Leipzig 1833. [Nr.7] (ORG 5)

Neugestaltung 1995: Die chronischen Krankheiten: ihre eigentümliche Natur und homöopathische Heilung. Typographische Neugestaltung der 2., vielvermehrten und verbesserten Aufl. von 1835–1839/ mit einer Einführung von W. Klunker. Haug, Heidelberg, 1995, Erster Teil. Dresden u. Leipzig 1835, Zweiter Theil. Antipsorische Arzneien. Dresden u. Leipzig 1835, Dritter Theil. Antipsorische Arzneien. Düsseldorf 1837, Vierter Theil. Antipsorische Arzneien. Düsseldorf 1838, Fünfter und letzter Theil. Antipsorische Arzneien. Düsseldorf 1839 (CK 2)

Neuausgabe 1999: Hahnemann S. Organon der Heilkunst. Standardausg. der 6. Aufl.. Neuausg./ auf der Grundlage der 1992 vom Hrsg. bearb. textkritischen Ausg. des Manuskriptes Hahnemanns (1842). Hrsg: Schmidt JM. Haug, Heidelberg, 1999 (ORG 6)

Hahnemann S. Gesammelte kleine Schriften / von Samuel Hahnemann. Hrsg: Schmidt JM, Kaiser D. Haug, Heidelberg, 2001 (KMS)

Hahnemann S. Organon-Synopse. Die 6 Auflagen von 1810–1842 im Überblick. Bearb. und hrsg. von B. Luft u. M. Wischner. Haug, Heidelberg, 2001 (ORGANON-SYNOPSE)

8.2 Bücher und Aufsätze anderer Autoren

Adler RH, Hemmeler W. Anamnese und Körperuntersuchung: der biologische, psychische und soziale Zugang zum Patienten. 3. überarb. und erw. Aufl.. Fischer, Stuttgart-Jena-New York, 1992

Albrecht H. Zum Stand der klinischen Forschung zur Homöopathie. AHZ 1996; 241: 89–97

Albrecht H. Klinische Forschung zur Homöopathie – eine kritische Bewertung. AHZ 1999; 2: 47–55

Allen JH. Die Chronischen Krankheiten – Die Miasmen – Textband. Renee von Schlick, Aachen, 1987

Allen JH. Die Chronischen Krankheiten – Die Miasmen – Bd 2. Renee von Schlick, Aachen, 1989 (1. Aufl. der dt. Übersetzung)

Allen JH. Die Miasmen – Wie gut sollen wir sie lernen? Deutsches Journal für Homöopathie 1990; 9: 99–101, 195–197

Antonovsky A. The salutogenic perspective: toward a new view of health and illness. Advances 1987; 4(1): 47–55

Antonovsky A. The structure and properties of the Sense of Coherence Scale. Social Science and Medicine 1993; 36: 725–733

Appell R. Dove Diavolo, Messer Samuel, avete pigliate, tante coglionerie? – Anmerkungen zur Geschichte des Miasmenbegriffs. AHZ 1998; 243, 6: 223–233

Aschoff L (Hrsg). Pathologische Anatomie. 7. Aufl., 1.Bd. Fischer, Jena, 1928

Autenrieth v JHF. Versuche für die practische Heilkunde aus den klinischen Anstalten von Tübingen. Tübingen 1807, 1808

Bandelin, K. Das psorische Miasma. In: Bleul G (Hrsg). Weiterbildung Homöopathie. Band D: Besondere Krankheitsformen – Psorisches Miasma. Deutscher Zentralverein homöopathischer Ärzte e.V., Sonntag Verlag, Stuttgart, 2003: 111–122

Barthel P. Das Vermächtnis Hahnemanns – die Qualität der homöopathischen Arznei. ZKH 1993; 37: 108–117

Bartsch HH, Weis J. Gemeinsame Entscheidung in der Krebstherapie. Arzt und Patient im Spannungsfeld der Shared Decision. Karger, Freiburg, 2004

Baur J. Beitrag zur Frage nach den Ursprüngen de Homöopathie. ZKH 1984; 28: 136–150

Becker-Witt C, Lüdtke R, Weber K, Willich SN. The effects of homoeopathic therapy on health-related quality of life. FACT 2003; 8:125

Bedell SE, Graboys TB, Bedell E, Lown B. Words that harm, words that heal. Arch Intern Med 2004; 164: 1365–1368

Berg A. Miasma und Kontagium. Die Lehre von der Ansteckung im Wandel der Zeiten. Die Naturwissenschaften 1963; 50: 389–396

Berne Group (Antonovsky A, Balsinger UW et al) Theorie und Theoriedefizit in der Medizin. Manuskript, Bern, 1991

Bertalanffy v L. General System Theory. George Braziller, Inc., New York, 1968

Bleker J. Die historische Pathologie, Nosologie und Epidemiologie im 19. Jahrhundert. Medizinhistorisches Journal 1984; 19: 33–52

Bluth M, Becker-Witt C, Hinderlich S, Albrecht H, Lüdtke R, Willich SN. Evaluation of a biochemical model for the activity of high potencies. FACT 2003; 8(4): 481

Boissier de Sauvage de la Croix F. Nosologie Méthodique dans laquelle les maladies sont rangées et classes selon le selon le système de Sydenham et l'ordre des Botanistes. Traduction par M.Nicolas. Saint Jacques de la Boucherie, 1775

Bradford TL. The Life and Letters of Dr. Samuel Hahnemann. Boericke and Tafel, Philadelphia,1895

Encyclopaedia Britannica. Standard Edition 2004 CD. Inc. Merriam-Webster's Collegiate. Dictionary, Tenth Edition. Encyclopaedia Britannica, London, 2004

Brunn v WL. Homöopathie als medizingeschichtliches Problem. Sudhoffs Arch. Gesch. Med. 1964; 48: 137–155

Bruusgaard E. Über das Schicksal der nicht spezifisch behandelten Luetiker. Arch. Derm. 1929; 157: 309–332

Buchmann W. Was heißt Psora heute. AHZ 1984; 229(1): 18–25

Buchmann W. Grundlinien der Homöopathie in Hahnemanns Werk. Haug, Heidelberg, 2000: 107–152

Bürger M. Klinische Fehldiagnosen. Thieme, Stuttgart, 1953

Bürger M. Die Anamnese als wichtigste Grundlage der Diagnose. Hippokrates 1956; 27, 206

Buess H. Historisches zur Schwefeltherapie. Ciba 1945; 98: 3516 ff

Campbell A. Miasms revisited. Proc 35th LMHI Congr, Sussex, UK, 1982: 45–48

Campbell A. The Two Faces of Homoeopathy. Robert Hale, London, 1984: 49–54

Charon R. Narrative Medicine. A Model for Empathy, Reflection, Profession and Trust. JAMA 2001; 286, 15: 1897–1902

Charon R. Narrative Medicine. NEJM 2004; 350 (9): 862–863

Christian P. Kybernetik und Gestaltkreis als Erklärungsweisen des Verhaltens. In: Wiesenhütter E (Hrsg). Werden und Handeln. Hippokrates, Stuttgart, 1963

Clarke JH. A Dictionary of Practical Materia Medica. Jain Publishers, Reprint, Dehli, 1993

Clausius N. Kontrollierte klinische Studien zur Homöopathie. Eine systematische Übersichtsarbeit mit Metaanalyse (mit 1 Diskette). KVC, Essen, 1998

Clements CD. The Lesion and the Function: setting up the reductionist problem. Persp. Biol. Med. 1983; 26, 433

Conradi JWH. Handbuch der speziellen Pathologie und Therapie, 1831

Cullen W. A Treatise of the Materia Medica. Edinburgh, 1789, Bd II

Cullen W. Abhandlung über die Materia Medica. Leipzig, 1790, Bd II

Curtius F. Konstitutionslehre. Springer, Berlin, 1954

Curtius F. Individuum und Krankheit. Springer, Berlin-Heidelberg, 1959

Curtius F. Vom Medizinischen Denken und Meinen. Enke, Stuttgart, 1968

Czech B. Konstitution und Typologie in der Homöopathie des 19. und 20. Jahrhunderts. Haug, Heidelberg, 1996

Czech B. Konstitution und Typologie in der Homöopathie. ZKH 1998; 42, 4: 146–151

Dean M. Out of Step with the Lancet Homoeopathy Meta-Analysis: More Objections than Objectivity? The Journal of Alternative and Complementary Medicine 1998; 4: 389–398

Dellmour F. Homöopathische Arzneimittel. Geschichte, Potenzierungsverfahren, Darreichungsformen. Österreichische Gesellschaft für Homöopathische Medizin, Wien, 1992

Dodds ER. Die Griechen und das Irrationale. 2.unver. Aufl. Wissenschaftliche Buchgesellschaft, Darmstadt, 1991

Dorner K. Der gute Arzt. Lehrbuch der ärztlichen Grundhaltung. Schattauer, Stuttgart, 2001

Doerr W. Anthropologie des Krankhaften aus der Sicht des Pathologen. In: Gadamer HG, Vogler P. Neue Anthropologie Bd. II, 386, Thieme, Stuttgart, 1972

Dutta AC. Gene mutations vs chronic miasms. Hahnemann Glean 1978; 45(5): 196–204

Eckart W. Christian Friedrich Samuel Hahnemann (1755–1843) und die medizinischen Konzepte seiner Zeit. AHZ 1992; 237: 3–8, 62–74

Eckart WU. Geschichte der Medizin. 4. Aufl. Springer, 2005

Endler PC, Schulte J. Ultra High Dilution. Physiology and Physics. Kluwer Academic Publishers, Dordrecht, 1994

Endler PC, Schulte J. Homöopathie-Bioresonanztherapie. Physiologische und physikalische Voraussetzungen – Grundlagenforschung. Maudrich, Wien-München-Bern, 1996

Engel GL. The Need for a new biomedical Model: A challenge for Biomedicine. Science 1977; 196, 129

Engel GL. The Clinical Application of the Biopsychosocial Modell. Am.J.Psych. 1980; 137, 535

Engel GL. Wie lange noch muß sich die Wissenschaft der Medizin auf eine Weltanschauung aus dem 17. Jahrhundert stützen? In: Uexküll v T. Psychosomatische Medizin – Adler RH et al (Hrsg). 5. neubearb. u. erw. Aufl.. Urban u. Schwarzenberg, München-Wien-Baltimore, 1997

Engelhardt HT. The Concept of Health and Disease. In: Caplan AL, Engelhardt HT, Mc Carthy JJ: Concepts of Health and Disease. Addison-Wesley, Reading/Mass, 1981

Engelhardt HT. The Foundation of Bioethics. Univ. Press, Oxford, 1986

Ernst-Hieber E, Hieber S. Wirkt eine homöopathische Hochpotenz anders als ein Placebo? Randomisierte doppelblinde multiple Einzelfallstudie. Hippokrates, Stuttgart, 1995

Fabre P. Lettres, Supplément à son traité des maladies vénériennes. Paris, 1786

Faltermaier T. Gesundheitsbewusstsein und Gesundheitshandeln: über den Umgang mit Gesundheit im Alltag. Psychologie Verlags Union (Beltz), Weinheim, 1994

Feinstein AR. Clinical Judgement. The Williams and Wilkins Company, Baltimore, 1967

Feinstein AR. Clinical Epidemiology, Saunders Company, Philadelphia, 1985

Fischer U. Die chronischen Krankheiten Hahnemanns. DHU, Karlsruhe, 1993, geänderter Nachdruck 2000

Fischer U. Einführung in die Lehre von den chronischen Krankheiten und den Miasmen. In: Bleul G (Hrsg). Weiterbildung Homöopathie. Band C: Arzneifindung – Einfindung in die chronischen Krankheiten. Deutscher Zentralverein homöopathischer Ärzte e.V. Sonntag Verlag; Stuttgart, 2002: 85–101

Fleck L. Entstehung und Entwicklung einer wissenschaftlichen Tatsache (1. Ausg. 1935). Suhrkamp, Frankfurt am Main, 1993

Foubister DM. Homöopathische Anamneseerhebung bei Kindern. ZKH 1962; 6: 64–67

Fracastoro H. Drei Bücher von den Kontagien, den kontaginösen Krankheiten und deren Behandlung (1546). Übers. u. eingel. v. Fossel V, Verlag JA Barth, Leipzig, 1910

Frei H. Langzeitverlauf chronischer Erkrankungen unter homöopathischer Behandlung: Eine prospektive Outcomestudie über zwei Jahre. ZKH 2001; 45(2): 64–71

Gasper M. Miasma. In: Dorcsi M (Hrsg). Doc hom Bd 5, Haug, Heidelberg, 1982: 57–74

Gasper M. Geschichtliches zum Thema „Miasma". In: Dorcsi M (Hrsg). Doc hom Bd 7, Haug, Heidelberg, 1986: 45–61

Gawlik W. Die homöopathische Anamnese. Hippokrates, Stuttgart, 1997

Gebhardt KH. Homöopathie. In: Grifka (Hrsg). Naturheilverfahren. Urban & Schwarzenberg, München-Wien-Baltimore, 1995: 307–308

Gerd-Witte H. Die Psoralehre Hahnemanns aus heutiger Sicht. AHZ 1988; 233(6): 233–238

Gienow P. Homöopathische Miasmen: Die Psora. Sonntag, Stuttgart, 2000

Gienow P. Homöopathische Miasmen: Die Sykose. Sonntag, Stuttgart, 2003

Gnaiger J. Die Psoralehre heute. In: Dorcsi M (Hrsg). Doc hom Bd 7, Haug, Heidelberg, 1986: 69–81

Gnaiger J. To the beginnings of diseases. Proc 42nd LMHI Congr, Virginia, USA, 1987: 54–57

Gnaiger J. Krankheit und Heilung im alttestamentarischen Verständnis und die Psoralehre. In: Dorcsi M (Hrsg). Doc hom Bd 9, Haug, Heidelberg, 1988: 85–92

Goethe JW v. Schriften zur Morphologie. In: Borchmeyer D (Hrsg.) Sämtliche Werke, Briefe, Tagebücher und Gespräche/ J.W.Goethe. Bd 24. Bibliothek deutscher Klassiker; Bd 27, 1987

Goethe JW v. Schriften zur allgemeinen Naturlehre, Geologie und Mineralogie. In: Borchmeyer D (Hrsg.) Sämtliche Werke, Briefe, Tagebücher und Gespräche/ J.W.Goethe. Bd 25. Bibliothek deutscher Klassiker; 40, 1989

Goethe JW v. Zur Farbenlehre [das gesamte Hauptwerk von 1810] hrsg. v. M. Wenzel. In: Borchmeyer D (Hrsg.) Sämtliche Werke, Briefe, Tagebü-

cher und Gespräche/ J.W.Goethe. Bd 23,1. Bibliothek deutscher Klassiker; 65, 1991
Grauvogl E v. Lehrbuch der Homöopathie. 2Bde. Verlag der Friedrich Korn'schen Buchhandlung, Nürnberg, 1866
Greenhalgh T. Narrative based medicine in an evidence world. BMJ 1999; 318: 323–325
Gross R. Medizinische Diagnostik – Grundlagen und Praxis. Springer, Berlin-Heidelberg, 1969
Gross R, Löffler M. Prinzipien der Medizin. Eine Übersicht ihrer Grundlagen und Methoden. Springer, Berlin, Heidelberg, New York, 1997
Grote LR. Die Berechtigung der Klin. Therapie durch die Verfahren der Naturheilkunde. Ergebn. Inn. Med. 1936; 50, 73
Haehl R. Samuel Hahnemann. Sein Leben und Schaffen auf Grund neu aufgefundener Akten, Urkunden, Briefe, Krankenberichte und unter Benützung der gesamten in- und ausländischen Literatur. Unter Mitwirkung von K Schmidt-Buhl. Band I und II. Leipzig 1922. Nachdruck Dreieich 1988
Handley R. Eine homöopathische Liebesgeschichte. Das Leben von Samuel und Mélanie Hahnemann. CH Beck, München, 1993
Hanzl G. Das neue medizinische Paradigma: Theorie und Praxis eines erweiterten wissenschaftlichen Konzepts. Mit einem Vorwort von H.P.Dürr. Haug, Heidelberg, 1995
Harrisons Innere Medizin. – Dt. Ausg. der 15. Aufl./ in Zusammenarbeit mit der Charité. Dietel M (Hrsg. der dt. Ausg.). ABW, Wiss.-Verl., Berlin-Leiben, 2003
Hartmann F. Ärztliche Anthropologie. Schünemann, Bremen, 1973
Hartmann F. Beschreibung und/oder Benennung krankhafter Vorgänge. Allgemeinarzt 1983; 4, 362 und 5, 298
Hartmann F. Kausalität als Leitbegriff ärztlichen Denkens und Handelns. N.H. Philosophie 1992; 32/39: 50
Hebra v F. Lehrbuch der Dermatologie. 2.Aufl. Arnoldsche Buchhandlung, Dresden-Leipzig, 1844
Hehr GS. Bakteriologie und Homöopathie. AHZ 1986; 231(4): 141–148

Henle J. Von den Miasmen und Kontagien und von den miasmatisch-kontagiösen Krankheiten (1840) Hrsg: Marchand F. In: Sudhoff K (Hrsg). Klassiker der Medizin Bd 3. Leipzig 1910
Hering C. Über das Studium der homöopathischen Arzneimittellehre. Archiv für die homöopathische Heilkunst 1838; 17: 87–108
Hering C et al. The Guiding Symptoms of our Materia Medica (GS) Vol. I–X. Philadelphia, 1879–91
Hübotter F. Goethe und Hahnemann. AHZ 1959; 7(8): 307–313
Hufeland CW. Enchiridion medicum oder Anleitung zur medizinischen Praxis. Vermächtnis einer fünfzigjährigen Erfahrung. Zweite vermehrte Auflage. Berlin, 1836
Hunter J. Abhandlung über die venerische Krankheit. Leipzig, 1787
Jacobs J et al. Treatment of Acute Chidhood Diarrhea With Homoeopathic Medicine: A Randomized Clinical Trial in Nicaragua. Pediatrics 1994; 93: 719–725
Janz D. Krankengeschichte. Biographie-Geschichte-Dokumentation. Königshausen & Neumann, Würzburg, 1999
Jütte R. Geschichte der Alternativen Medizin. Von der Volksmedizin zu den unkonventionellen Therapieverfahren von heute. CH Beck. München, 1996
Jütte R. Medizin, Krankheit und Gesundheit um 1800. In: Heinze S. Homöopathie 1796–1996. Eine Heilkunde und ihre Geschichte. Katalog zur Ausstellung, Deutsches Hygiene-Museum, 17.Mai bis 20. Oktober 1996. Edition Lit.europe, Berlin, 1996: 13–26
Juncker LC. Dissertation de damno ex scabie repulsa. Halle 1750, S.15–18
Karl und Veronica Carstens-Stiftung. Erklärung zur Frage der Integration der Homöopathie in Forschung und Lehre an den Medizinischen Fakultäten/ Fachbereichen der Bundesrepublik Deutschland (Flugblatt), 1994
Keller v G. Psorinum, Psora und die Miasmen. AHZ 1984; 229(1): 10–17
Keller v G. Über die Aufzeichnung des Krankheitsbildes. ZKH 1989; 33: 27–36
Kent JT. Zur Theorie der Homöopathie. Vorlesungen über das Organon. (1973). Haug, Heidelberg, 2001, 4. Aufl.
Kerckhoff A, Albrecht H. Starke Argumente für eine sanfte Medizin. Karl und Veronica Carstens-Stiftung und Natur und Medizin, Essen, 2003
Kleijnen J et al. Clinical trials of homoeopathy. BMJ 1991; 302: 316–323
Kleinman AM. The Illness Narratives. Basic Books, New York, 1988

Klunker W. Die Wissenschaftlichkeit der Homöopathie. ZKH 1977; 21: 221–230

Klunker W. Was bedeutet der Syphilisbegriff Hahnemanns heute? AHZ 1983; 228(1): 12–16

Klunker W. Die Behandlung der chronischen Krankheiten in der Praxis nach Hahnemanns Lehre. ZKH 1988; 52(4): 135–145

Klunker W. Hahnemanns historische Begründung der Psoratheorie. ZKH 1990; 34(1): 3–13

Klunker W. Clemens von Bönninghausen und die Zukunft von Hahnemanns Miasmenlehre für die Behandlung chronischer Krankheiten. ZKH 1990; 34(6): 229–236

Klunker W. Das Symptom – ein Grundbegriff der Homöopathie. ZKH 1994; 38: 3–13

Klunker W. Zum Begriff der Unterdrückung in der Homöopathie. ZKH 1991; 35(3): 91–96

Klunker W. Hahnemanns Miasmen und Organon § 3. ZKH 1998; 42 (5): 179–187

Kraetke-Rumpf E. Die Ärztin aus Quedlinburg. Das Leben der Dorothea Christiane von Erxleben. Franke, Marburg, 2002

Krehl v L. Vorwort. Entstehung, Erkennung und Behandlung Innerer Krankheiten. Bd 1. Leipzig, 1930

Kruse S. Otitis Media bei Kindern. Homöopathische Therapie versus konventionelle Therapie. Hippokrates, Stuttgart, 1998

Künzli v Fimelsberg J. Was nützt Hahnemanns Doktrin von den chronischen Krankheiten? ZKH 1962; 6(6): 270–273

Künzli v Fimelsberg J. Ist der Tuberkulinismus (Vannier) wirklich eine vierte Grundkrankheit der Menschheit (neben Psora, Syphilis, Sykosis)? ZKH 1963; 4: 168–169

Künzli v Fimelsberg J. Hahnemanns Psoratheorie. ZKH 1964; 8(5):195–204

Künzli v Fimelsberg J. Kleiner Fragebogen nach Kent. Deutsches Journal für Homöopathie 1985(4): 118–119

Kuhn TS. Die Struktur wissenschaftlicher Revolutionen (1. dt. Ausg. 1967). Suhrkamp, Frankfurt am Main, 1976

Laborde Y, Risch G. Die Hereditären Chronischen Krankheiten. Schriftenreihe der Clemens von Bönninghausen-Akademie, Bd. 20. Müller & Steinicke, München, 1998

Lamprecht F, Johnen R. Salutogenese. Ein neues Konzept in der Psychosomatik? VAS-Verlag, Frankfurt a.M., 1994

Langman MJS. Homoeopathy trials: reason for good ones, but are they warranted ? Lancet 1997; 350: 825

Larson EB, Yoa X. Clinical Empathy as Emotional Labor in the Patient-Physician Relationship. JAMA 2005; 293 (9): 1100–1106

Linde K et al. Are the clinical effects of homoeopathy placebo effects? A meta-analysis of placebo-controlled trials. Lancet 1997; 350: 834–843

Lindner R. Chronic diseases of Hahnemann in the light of Microecology. BHJ 1989; 78(10): 237–246

Löffler M, Gross R. Prinzipien der Medizin. Eine Übersicht ihrer Grundlagen und Methoden. Springer, Berlin, Heidelberg, New York, 1997

Loetz F. Vom Kranken zum Patienten. „Medikalisierung“ und medizinische Vergesellschaftung am Beispiel Badens 1750–1850. Stuttgart, 1993

Lown B. Die verlorene Kunst des Heilens. Anleitung zum Umdenken. Suhrkamp, Stuttgart, 2004

Lucae C. Grundbegriffe der Homöopathie: Ein Wegweiser für Einsteiger. KVC Verlag, Essen, 2000

Lukowski A. Philosophie des Arzttums. Dt.Ärzte-Verlag, Köln, 1966

Macgregor R. The art of medicine: striving for a more holistic view of our patients. Lancet 2001; 358: 250–251

Mach E. Erkenntnis und Irrtum.Wiederabdruck der 5. Aufl. Barth, Leipzig, 1926. Wissenschaftliche Buchgesellschaft, Darmstadt, 1991

Mählmann A. Die Lösung des „erhabenen Rätsels“. HZ I/1997: 61–67

Margraf J, Siegrist J, Neumer S. Gesundheits- oder Krankheitstheorie? Springer, Berlin-Heidelberg, 1998

Medawar PB, Medawar JS. The life Science: Current Ideas of Biology. Harper, New York, 1977

Meinel A. An early approach to heredity by the plant breeder Wilhelm Rimpau (1842–1903). Plant Breeding 2003;122: 195–198

Metzger J. Über meine Erfahrungen mit Arzneimittelprüfungen. AHZ 1974; 219: 137–145, 185–192, 233–237; AHZ 1975; 220: 9–13

Meyer O. Leib-Seele-Problem und Medizin. Epistemata. Würzb. wiss. Schriften, Reihe Philosophie, Bd 378. Königshausen & Neumann, Würzburg 2005

Murphy EA. The Logic of Medicine. Johns Hopkins Univ. Press, Baltimore, 1976

Nachtmann W. Samuel Hahnemann als Arzt und Forscher. Wunschdenken und Wirklichkeit. Jahrbuch Institut Geschichte Medizin Robert Bosch Stiftung 1986; 5: 65–86

Nash EB. Wie man einen Fall aufnehmen soll. ZKH 1972; 16: 277–284; 1973; 17: 72–77

Nusche M. Homöopathie oder Penicillin bei Mandelentzündung? Eine prospektive klinische Studie. Hippokrates, Stuttgart, 1998

Nutton V. Ancient Medicine. 1. publ. Routledge, London u. a., 2004

Ortega PS. Die Miasmenlehre Hahnemanns. Diagnose, Therapie und Prognose der chronischen Krankheiten (ursprünglicher Titel: Anmerkungen zu den Miasmen oder chronischen Krankheiten im Sinne Hahnemanns). Haug, Heidelberg, 1998

Ortloff, H. Ist eine Synthese von Hahnemanns Theorie über die chronischen Krankheiten mit modernen medizinischen Denksystemen möglich? AHZ 1956; 201(5): 144–159

Pauli HG, White KL, McWhinney IR. Medizinische Ausbildung, Forschung und wissenschaftliches Denken im 21. Jahrhundert. Medizinische Ausbildung 2001; 18: 191–205

Petermann F. Compliance. Managed Care 2000; 6: 10–13

Popper K, Eccles JC. The Self and it's Brain. Springer, Berlin, 1977. Deutsch: Das Ich und sein Gehirn. Piper, München, 1982

Priogene I. Vom Sein zum Werden. Piper, München, 1980

Pschyrembel Medizinisches Wörterbuch. 257. Aufl..Walter de Gruyter, Berlin, 1993

Pschyrembel. Wörterbuch Naturheilkunde. Walter de Gruyter, Berlin, 1999

Rapaport A. Operational Philosophy. Int.Soc.Gen.Semant., San Francisco, 1969

Reilly D et al. Is evidence for homoeopathy reproducible? Lancet 1994; 334: 44–49

Reimers G. Homöopathie bei weiblicher Sterilität. Vergleich zwischen homöopathischer und konventioneller Behandlung. In: Albrecht H (Hrsg). Edition Forschung, eine Reihe der Karl und Veronica Carstens-Stiftung, Hippokrates, Stuttgart, 1997

Resch G, Gutmann V. Wissenschaftliche Grundlagen der Homöopathie. Barthel & Barthel, Berg, 1994
Righetti M. Forschung in der Homöopathie. Grundlagen, Forschungsproblematik und Forschungsergebnisse. Burgdorf, Göttingen, 1996
Rothschuh KE. Konzepte der Medizin in Vergangenheit und Gegenwart. Hippokrates, Stuttgart, 1978
Russell B. Erkenntnis durch Bekanntschaft und Erkenntnis durch Beschreibung. Erstdruck:1910/1911. In: Russell B. Die Philosophie des Logischen Atomismus. Dtv, München, 1979: 66–82
Sankaran P. New look at chronic diseases. BHJ 1968; 57: 250
Sankaran P. A new look at chronic diseases. J Am Inst Homeopath 1968; 61(1–3): 56–59
Sankaran R. The Heart of Case Taking. Homoeopathic Links 1991(1): 7–9, (2): 23–24
Sankaran R. The Substance of Homoeopathy. Homoeopathic Medical Publishers, Bombay, 1994
Scadding IG. The Concept of Disease. Lancet 1967,II: 877
Schaefer H. Die Medizin als Prototyp der interdisziplin. Forschg. In: Schwarz E (Hrsg) Internat. Jahrbuch für interdiszipl. Forschung 1975, II/2: 199
Schaefer H. Der Krankheitsbegriff. In: Blomke M, Ferber vC, Chisker KP, Schaefer H: Handbuch der Sozialmedizin I, 393. Enke, Stuttgart, 1976
Schaefer H. In: Schatz O (Hrsg) Wie krank ist unsere Medizin? Styria-Verlag, Graz, 1983
Schaefer H. Die Theorie der Risikofaktoren als pathogen. Prinzip. Heidelb. Akadem. Wiss. 13.10.1984
Schaefer H. Modelle in der Medizin. In: Sitzungsberichte der Heidelberger Akademie der Wissenschaften, Mathematisch-Naturwissenschaftliche Klasse, Jg.1992, Abh.1. Springer, Berlin-Heidelberg, 1992
Schipperges H. Der Arzt von morgen. Severin u. Siedler, Berlin, 1982
Schipperges H. Homo patiens. Piper, München, 1985
Schipperges H. Die Medizin zwischen Naturwissenschaft und Anthropologie. Vortr. Med. Ges. Köln, 1.6.1992
Schipperges H. Krankheit und Kranksein im Spiegel der Geschichte. In: Schriften der Mathematisch-naturwissenschaftlichen Klasse der Heidel-

berger Akademie der Wissenschaften, Nr.5. Springer, Berlin-Heidelberg-New York, 1999
Schipperges H. Gesundheit und Gesellschaft. Ein historisch-kritisches Panorama. In: Mathematisch-naturwissenschaftliche Klasse der Heidelberger Akademie der Wissenschaften, Nr.12. Springer, Berlin, Heidelberg, New York, 2003
Schlange-Schöningen H. Die römische Gesellschaft bei Galen: Biographie und Sozialgeschichte. Untersuchungen zur antiken Literatur und Geschichte, Bd 65, Berlin, 2003
Schmeer EH. Goethe und die Homöopathie. KH 1997; 41(5): 193–198
Schmidt JM. Bibliographie der Schriften Samuel Hahnemanns. Rauenberg, 1989
Schmidt JM. Die philosophischen Vorstellungen Hahnemanns bei der Begründung der Homöopathie. Sonntag, München, 1990
Schmidt JM. Grundlagen und Entwicklungen der Homöopathie. Deutsche Medizinische Wochenschrift 1993; 118: 1085–1090
Schmidt P. Die homöopathische Sprechstunde – Die Kunst des Befragens. ZKH 1960; 4:160–175
Schmidt P. Heilmittel gegen die drei chronischen Miasmen Hahnemanns. ZKH 1964; 209(2): 57–63
Schmidt P. Die Behandlung akuter und chronischer Fälle in der Homöopathie. ZKH 1968; 12: 145–160, 193–211
Schmitz M. Strömungen der Homöopathie. KVC, Essen, 2000
Schrödinger E. Was ist Leben? Piper, München, 1977
Schüffel W et al (Hrsg). Handbuch der Salutogenese: Konzept und Praxis. Ullstein Medical, Wiesbaden, 1998
Schwabe K. Die Miasmen im Verständnis Hahnemanns. HZ I/1997: 38–44
Selye H. The Physiology and Pathology of Exposure to Stress. Med. Publ., Montreal, 1950
Sherr J. Dynamics and Methodology of Homoeopathic Provings. Dynamis School, London, 1994
Simon S. Der gute Arzt im Alltag. Anleitung zur ärztlichen Grundhaltung in Klinik und Praxis. Deutscher Ärzte-Verlag, Köln, 2005
Spinedi D. Die moderne Behandlung der chronischen Krankheiten. ZKH 1999; 43: 131–142, 175–184

Stauber M. Gynäkologie und Geburtshilfe: Tabellen Stauber M; Weyerstahl T. Unter Mitarb. von Beham A .... Thieme, Stuttgart, 2001 (Duale Reihe)

Steinsbekk A et al. Dokumentation in der homöopathischen Praxis – ein Vorschlag zur internationalen Standardisierung. HomInt R&D News Letter 1999 (2): 3–23

Stewart MA, Brown JB, Donner A, McWhinney IR, Oates J, Weston W, Jordan J. The impact of patient-centred care outcomes. J Fam Practice 2000;49: 796–807

Stolberg M. Heilkunde zwischen Staat und Bevölkerung. Angebot und Annahme medizinischer Versorgung in Oberfranken im frühen 19. Jahrhundert. Med. Diss., München, 1986

Stolberg M. Patientenschaft und Krankheitsspektrum in ländlichen Arztpraxen des 19. Jahrhunderts. Medizinhistorisches Journal 1993; 28: 3–27

Stübler M. Arzneimittelprüfung am Gesunden. AHZ 1979; 224: 2–9

Stübler M. Die „Chronischen Krankheiten" Dr. Samuel Hahnemann 1828. In: Dorcsi M (Hrsg). Doc hom Bd 2, Haug, Heidelberg, 1979: 39–51

Stübler M. Hahnemanns Lehre von der Psora. In: Dorcsi M (Hrsg). Doc hom Bd 7, Haug, Heidelberg, 1986: 129–143

Tischner R. Über den Begriff des „Dynamischen" bei Hahnemann, in AHZ 1932; 180: 358–367

Tischner R. Hahnemann und die „festständigen Krankheiten". DZH 1938 (12): 357–364

Tischner R. Hahnemann und die geistigen Strömungen seiner Zeit. AHZ 1938; 186: 215–231, 297–303

Tischner R. Geschichte der Homöopathie. Verlag Dr. Willmar Schwabe, Leipzig 1932–1939. Neuauflage: Springer, Wien-New York, 1988

Tischner R. Hahnemann und das ursächliche Denken. Hippokrates 1943; 14: 79–84

Tischner R. Das Werden der Homöopathie (1950). Sonntag, Stuttgart, 2001

Uexküll v T. Semiotik und Medizin. Zeitschrift für Semiotik 1984; 6: 1–4

Uexküll v T. Psychosomatische Medizin. – Adler RH et al (Hrsg). 5. neubearb. und erw. Aufl.. Urban und Schwarzenberg, München-Wien-Baltimore, 1997

Uexküll v T, Wesiak W. Theorie der Humanmedizin. Grundlagen ärztlichen Denkens und Handelns. 3. völlig überarb. Aufl.. Urban und Schwarzenberg, München-Wien-Baltimore, 1998

Ulrich G. Biomedizin: die folgenschweren Wandlungen des Biologiebegriffs. Schattauer, Stuttgart, New York, 1997

Vandenbroucke JP. Homoeopathy trials: going nowhere. Lancet 1997; 350: 824

Vannier P. Einige Überlegungen zu den Chronischen Krankheiten. DHM 1957; 7(8): 367–371

Walach H, Righetti M. Homöopathie: Grundlagen, Stand der Forschung, Forschungsstrategien. Wiener Medizinische Wochenschrift 1996; 108: 654–663

Walach H. Die Bedeutung nichtlokaler Effekte für die klinische Forschung. AHZ 1996; 241: 98–121

Walach H et al. Reflexionen zum Ergebnis der Münchner Kopfschmerzstudie. AHZ 1996; 241: 92–97

Walach H et al. Classical homeopathic treatment of chronic headaches. Cephalalgia 1997; 17. 199–126

Wegener A. Hahnemanns Theorie der chronischen Krankheiten.1.Teil. ZKH 2000; 44(6). 223–230

Wegener A. Hahnemanns Theorie der chronischen Krankheiten. 2.Teil. ZKH 2001; 45(1): 29–38

Weinberg GM. An introduction to General Systems Thinking. John Wiley, New York, 1975

Weingärtner O. Homöopathische Potenzen. Springer, Berlin-Heidelberg-NewYork-Tokyo, 1992

Weißhuhn T. Schwarzes Loch? Miasma – die babylonische Vokabel. ZKH 1996; 40(2): 49–66

Weißhuhn T. Das Schwarze Loch der Homöopathie. HZ I/1997:25–37

Weizsäcker v V. Der Arzt und der Kranke. Stücke einer medizinischern Anthropologie. In: Achilles P, Janz D, Schrenk M, Weizsäcker v CF (Hrsg). Gesammelte Schriften (GS) Bd 5. Suhrkamp, Frankfurt a.M., 1987

Weizsäcker v V. Allgemeine Medizin. Grundfragen medizinischer Anthropologie. In: Achilles P, Janz D, Schrenk M, Weizsäcker v CF (Hrsg). Gesammelte Schriften (GS) Bd 7. Suhrkamp, Frankfurt a.M., 1987

Weizsäcker v V. Fälle und Probleme. Klinische Vorstellungen. In: Achilles P, Janz D, Schrenk M, Weizsäcker v CF (Hrsg). Gesammelte Schriften (GS) Bd 9. Suhrkamp, Frankfurt a.M., 1988

Weizsäcker v V. Der Gestaltkreis. Theorie der Einheit von Wahrnehmen und Bewegen. In: Achilles P, Janz D, Schrenk M, Weizsäcker v CF (Hrsg). Gesammelte Schriften (GS) Bd 4. Suhrkamp, Frankfurt a.M., 1997

Wenzel K. Bamberg, 1825

Wiesemann C. Reform, Revolution, Homöopathie? Hahnemann und die Medizin seiner Zeit im Widerstreit von Praxis und Wissenschaft. In: Heinze S. Homöopathie 1796–1996: Eine Heilkunde und ihre Geschichte. Katalog zur Ausstellung, Deutsches Hygiene-Museum, Dresden, 17.Mai bis 20. Oktober 1996. Edition Lit. europe, Berlin, 1996: 27–40

Wilderotter H. „Alle dachten, das Ende der Welt sei gekommen" – Vierhundert Jahre Pest in Europa. In: Wilderotter H (Hrsg). Das große Sterben. Seuchen machen Geschichten. Jovis, Berlin, 1995: 12–53

Willich SN, Girke M, Hoppe JD, Kiene H, Klitzsch W, Matthiessen PF, Meister P, Ollenschläger G, Heimpel H. Schulmedizin und Komplementärmedizin: Verständnis und Zusammenarbeit müssen vertieft werden.Deutsches Ärzteblatt 2004; 101: A1314–1319 [Heft 19]

Winkle S. Geißeln der Menschheit. Kulturgeschichte der Seuchen, Artemis & Winkler, Düsseldorf, 1997

Wischner M. Fortschritt oder Sackgasse? Die Konzeption der Homöopathie in Samuel Hahnemanns Spätwerk (1824–1842). KVC, Essen, 2000

Wischner M. Organon-Kommentar. Eine Einführung in Samuel Hahnemanns Organon der Heilkunst. KVC Verlag, Essen, 2001

Witt C. Physikalische Messungen mit homöopathischen Hochpotenzen. In: Albrecht H, Gerhard I (Hrsg). Edition Forschung, eine Reihe der Karl und Veronica Carstens-Stiftung. Hippokrates, Stuttgart, 1997

Witzleben v H. Homöopathie in der Zeit Goethes. Dt.J.f.Hom. 1992; 1: 47–60

Wölfing A. Entstehung und Bedeutung des Begriffes Schulmedizin. Die Auseinandersetzungen zwischen der naturwissenschaftlichen Medizin und Vertretern anderer Heilmethoden im 19. und 20. Jahrhundert. Medizinische Dissertation, Freiburg i. Br., 1974

9. Bildnachweis

Abb. 1: Ulrich A 2005
Abb. 2: Ulrich A 2005
Abb. 3: Ulrich A 2005
Abb. 4: Uexküll v T, Wesiak W 1998, S. 67 (Funktionskreis)
Abb. 5: Uexküll v T, Wesiak W 1998, S. 225 (Situationskreis)
Abb. 6: Uexküll v T 1997, S. 44 (Auf- und Abwärtseffekte)
Abb. 7: Schüffel W. 1997, S. 362 (Funktion des SOC)
Abb. 8: Schüffel W. 1997, S. 361 (Mediator- und Moderator-Funktion von Ressourcen)
Abb. 9: Schüffel W. 1997, S. 42 (Modell der Epikritische Fallbetrachtung)

10. Danksagung

Bedanken möchte ich mich ganz besonders bei Prof. Dr. Wilhelm Rimpau für die Annahme meines selbstgewählten Themas als medizintheoretische Dissertation und für seine intensive inhaltliche wie persönliche Betreuung. Ebenso herzlich danke ich der Karl und Veronica Carstens-Stiftung für ihre ständige ideelle und finanzielle Unterstützung im Rahmen von Doktorandenkolloquien, Buchsendungen und Recherchehilfen durch Daniela Hacke, vor allem aber für die persönlichen Gespräche mit Dr. Henning Albrecht und Beate Stock-Schröer. Darüber hinaus danke ich dem Wilseder Forum (Treffen der Homöopathiearbeitskreise der deutschen Universitäten) für das Interesse an meiner Arbeit und die kritische Hinterfragung meiner Hypothesen, dabei besonders Manuel Medam und Michael Bluth für die vielen inspirierenden Diskussionen und die Motivierung in schwierigen Zeiten.

Und zuletzt geht ein dickes „Danke“ an meine Eltern, meine Familie und meine Freunde, die mich – wo sie nur konnten – unterstützt haben und damit überhaupt erst den Weg ebneten, damit diese Arbeit möglich werden konnte.